RÉFLEXIONS PRATIQUES

SUR LES

MALADIES DE LA PEAU

APPELÉES *DARTRES*.

DE L'IMPRIMERIE DE CRAPELET.

RÉFLEXIONS PRATIQUES

SUR LES

MALADIES DE LA PEAU

APPELÉES *DARTRES,*

SUR LEURS CAUSES, LEUR SIÉGE, LES MOYENS DE GUÉRISON EMPLOYÉS JUSQU'A CE JOUR, ET SUR UNE NOUVELLE MÉTHODE DE TRAITEMENT APPELÉE

TRAITEMENT PAR ABSORPTION CUTANÉE;

ACCOMPAGNÉES

D'UN NOMBRE CONSIDÉRABLE D'OBSERVATIONS OU SON EMPLOI A ÉTÉ SUIVI D'UN SUCCÈS COMPLET;

PAR F. S. BIDOU,

Ancien Élève des Universités d'Édimbourg, Dublin, et Docteur en médecine de la Faculté de Paris.

DEUXIÈME ÉDITION,

REVUE ET AUGMENTÉE DE NOUVELLES OBSERVATIONS DU PLUS GRAND INTÉRÊT.

A PARIS,

CHEZ L'AUTEUR, RUE DES MOULINS, N° 16;

A LA LIBRAIRIE FRANÇAISE ET ÉTRANGÈRE DE MM. GALIGNANI, RUE VIVIENNE, N° 18;

CHEZ { GABON, RUE DE L'ÉCOLE DE MÉDECINE;
RENARD, RUE SAINTE-ANNE, N° 71;
PICHARD, QUAI CONTI, N° 5.

1823.

PRÉFACE.

En offrant ce faible Essai au public, je
crois devoir le prévenir que jamais mon
intention n'a été de m'occuper, soit de la
classification, soit de la description des
maladies de la peau en général. Une en-
treprise pareille ne peut convenir qu'à
ceux que des talents supérieurs, et surtout
de grands établissements publics mettent
en état de reculer les bornes de nos connaissances par l'occasion qu'ils y trouvent
de faire des observations suivies et des
expériences répétées ; d'ailleurs cette tâche
pénible et épineuse a été trop bien remplie
dernièrement par M. Alibert, dans son
inestimable ouvrage sur ce sujet. Quoique
sous le rapport de la classification nosolo-

gique des maladies, il ne soit pas tout-à-fait à l'abri du reproche de confondre souvent les espèces, ainsi que le pense le docteur Bateman, dans son *Abrégé pratique des maladies de la Peau*, suivant la classification nosologique du docteur Willain, il n'en faut pas moins confesser que, malgré ces légères imperfections, ce précieux ouvrage nous offre l'ensemble le plus parfait qui existe, soit pour la description de ces affections, les savantes recherches sur leurs causes, leur marche et les moyens curatifs.

Sous ce dernier rapport, à la vérité, cette production, comme beaucoup d'autres, nous laisse encore bien à désirer; pour s'en convaincre, on n'a qu'à parcourir les diverses observations qui s'y trouvent. Pour un cas traité avec succès par les moyens indiqués, combien n'en voit-on pas auprès desquels tous les efforts de la pratique la plus active ont malheureusement échoué!

Cependant, sans rencontrer des succès nombreux, le praticien ne laisse pas de tirer un grand avantage de ces essais répétés et méthodiques des médicaments préconisés par d'autres écrivains. En effet, tout infructueux qu'ils soient, il y trouve l'utile leçon de rejeter tout ce que le préjugé ou la crédulité avait fait adopter, pour diriger ses recherches vers des moyens plus efficaces.

Depuis que je me suis livré à l'exercice de la médecine, le nombre de personnes affectées de ces maladies qui s'est présenté à moi pour réclamer mes soins, l'intérêt particulier que m'inspiraient quelques unes d'elles, ont dirigé mes recherches vers les moyens de les traiter. Les compilations les plus laborieuses ont été faites chez les anciens et chez les modernes; leur expérience a été mise à contribution : tous les médicaments les plus accrédités ont été employés. Rarement, je l'avoue, même un soulagement permanent a récompensé les efforts les plus suivis du médecin, ou la patience persévérante du malade.

Dans cette disette désespérante de moyens pour combattre une maladie si commune, j'acquis la connaissance d'un remède employé, à la vérité, principalement pour des maladies d'un genre différent, mais dont une analogie raisonnée me fit espérer de grands avantages en changeant sa destination primitive. Je voyais dans ce remède le double avantage d'un effet local, et d'un effet général et constitutionnel; car, dans ce mode de traitement que je désigne sous le nom de *traitement par absorption cutanée*, les substances médicamenteuses sont appliquées immédiatement sur le système malade, je veux dire le système lymphatique, ce merveilleux appareil de vaisseaux à sang blanc, connus sous le nom d'*exhalants* et d'*absorbants*, et dont l'entrelacement multiplié

(5)

forme les lames du tissu cellulaire, et constitue le système dermoïde.

Ce remède appliqué sur la partie affectée dont il doit corriger les sécrétions vi-
cieuses, et ranimer les fonctions vitales,
n'aurait qu'un effet très borné, si son emploi n'était secondé par d'autres applications sur une autre partie du corps, le
dos, par exemple, ou les cuisses, dans
l'intention de faire pénétrer le médicament
dans toute la constitution, ranimer les
fonctions des lymphatiques, et concourir,
avec l'application locale, à détruire le principe du virus herpétique. L'opération de
ces diverses applications, quoique active
par elle-même, ne dispense pas de recourir
aux moyens secondaires que fournissent
les médicaments internes, dont le choix
et l'emploi sont subordonnés à la saison,
aux complications accidentelles aux différences constitutionnelles.

En offrant au public ce nouveau mode

de traitement, je n'ai point la prétention
de l'annoncer comme un spécifique, un
remède infaillible, dont l'usage, après une
guérison radicale, met à couvert de toute
rechute. La science n'a point encore fait
cette importante conquête ; mais ce que
je puis assurer dans mon âme et con-
science, c'est qu'il est, à mon avis, le
meilleur de tous ceux connus jusqu'ici ;
que sans être infaillible, il réussit généralement dans les cas qui sont susceptibles
de son emploi, et que s'il y a quelques
rechutes, elles tiennent à ce que la maladie étant de naissance et comme constitutionnelle, il faut que dans l'emploi du
remède, le malade oppose une persévérance égale à l'ancienneté et à l'opiniâtreté
de la maladie. Si dans des cas rares, et
d'une gravité toute particulière, le remède
n'opère pas toujours une guérison complète, du moins le malade est toujours sûr
d'en retirer un grand soulagement des

symptômes les plus pénibles, et une amélioration générale de sa santé. Ce que j'avance se trouvera prouvé dans les observations jointes à cet Essai.

S'il est des cas où ce traitement ne met pas à l'abri de rechute, on n'en doit pas pour cela révoquer en doute son efficacité; car les rechutes ne sont pas particulières aux maladies de la peau. Quel est le praticien qui n'ait observé avec M. Alibert l'existence d'une loi de l'économie animale qui l'assujettit à la reproduction de mouvements morbifiques, souvent aux mêmes époques où ils se sont d'abord développés? Les esquinancies, les péripneumonies, les catarrhes n'attaquent-ils pas souvent aux mêmes saisons les personnes qui en ont déjà éprouvé les atteintes? Si cette loi est constante dans toutes les maladies, elle l'est surtout dans celles qui intéressent le système dermoïde : les érysipèles, par exemple, chez certains individus, reparaissent avec la même régularité que la saison qui les a d'abord vus naître ; les fièvres elles-mêmes obéissent à cette loi générale ; et, parce que quelque circonstance particulière en aura provoqué une nouvelle attaque, le quinquina en doit-il être moins regardé comme un spécifique?

RÉFLEXIONS PRATIQUES

SUR LES DARTRES.

Principales Causes des Maladies de la Peau,
caractérisées du nom de Dartres.

Avant de passer aux observations destinées à
faire connaître le moyen de guérison que je propose, et les résultats que j'en ai obtenus, qu'il
me soit permis de faire une énumération suc-
cincte des causes qui tendent à influer sur le développement de ces maladies; leur connaissance
ne peut être que du plus grand intérêt pour le
malade. En effet, il y apprendra tout ce qu'il
doit éviter pour ne pas développer chez lui le
principe caché de cette maladie, s'il y est pré-
disposé, ou pour se mettre en garde contre une
rechute, s'il en a déjà éprouvé les atteintes.

Ces causes peuvent dépendre du sujet lui-
même, ou des circonstances dans lesquelles il se
trouve. Les causes dépendantes du sujet sont
celles qui tiennent à une organisation particulière
du système dermoïde, aux affections morbides
de quelque viscère abdominal, à la suppression

de quelque évacuation périodique, aux ravages que laissent après eux les exanthêmes précédents, tels que la petite-vérole, la rougeole, la gale; aux métastases d'autres maladies, à la dégénérescence du vice syphilitique.

Parmi les causes extérieures ou accidentelles, on doit compter l'influence du climat, le changement et l'intempérie des saisons, les erreurs dans le régime ou dans la manière de se vêtir : les inconvénients attachés à quelques métiers, l'insalubrité de l'air et des lieux qu'on habite, l'influence des affections morales débilitantes, telles que la peur, la tristesse, ou toute passion violente obligée de se concentrer, ou contrariée dans ses vues ; enfin la contagion.

C'est ici l'endroit de dire quelque chose sur le caractère contagieux ou non contagieux des dartres; la juste frayeur qu'inspire cette maladie est trop générale pour que l'on ne fût pas heureux de saisir l'occasion de rassurer le public sur ses craintes. J'ai un grand nombre d'exemples du caractère non contagieux de ces affections. D'un autre côté, deux femmes mariées, dont les maris sont les sujets des observations suivantes, ont, à ma connaissance, éprouvé une maladie herpétique, que l'on ne peut attribuer qu'à leur cohabitation avec eux. Ainsi, d'après le témoignage des auteurs, et d'après ma propre expérience, tout ce que l'on peut regarder comme certain, se réduit à ce fait. La maladie, en général, n'est pas contagieuse, ou ne l'est que dans des circonstances toutes particulières. Mais quant à une définition précise des espèces qui sont ordinairement contagieuses, et de celles qui ne le sont jamais, tout ce que l'expérience nous présente jusqu'à ce jour, ne nous permet pas de prononcer, d'une manière positive, sur une matière aussi intéressante à déterminer, et dont on est obligé de remettre la décision au résultat d'observations subséquentes.

De la Classification nosologique des Dartres.

En ne me conformant pas entièrement au système nosologique des deux auteurs modernes qui ont le plus contribué à débrouiller le chaos dans lequel étoit plongé le genre des maladies qui nous occupent, je suis bien loin de vouloir en faire la critique, et de prétendre y substituer quelque chose de meilleur. Si je me suis permis quelque changement à l'ordre que l'un et l'autre ont adopté, c'est que cette simplification m'a paru convenir davantage à la nature d'un essai, et plus à la portée des lecteurs auxquels ce petit ouvrage est destiné. En effet, l'un de ces auteurs, M. Alibert, a établi sept espèces de dartres dont les dénominations sont tirées des traits de ressemblance qu'elles ont à d'autres affections morbides, ou aux symptômes qui les accompagnent. Mais cet auteur fait deux classes de la même maladie, parce que le siége se trouve être différent. Ainsi, suivant lui, quand le vice herpétique occupe une partie du corps quelconque, il prend le nom de dartre, et est classé d'après les caractères que l'affection présente. Si la tête au contraire est le siége de l'éruption, elle reçoit alors le nom de teigne, dont il a établi cinq espèces, classées d'après les caractères qui les distinguent.

Le docteur Bateman se conformant au système du savant docteur Willain, n'ayant aucun égard au siége de la maladie, établit sept ordres; et sa classification n'est fondée que sur les caractères extérieurs que chaque espèce affecte. Mais dans ces sept ordres, cinq seulement appartiennent au genre des maladies dont je veux m'occuper. En effet, il a introduit dans cette classification les maladies éruptives aiguës dont le derme est à la vérité le siége, mais qui cependant, suivant l'opinion la plus généralement adoptée, et sous laquelle je m'empresse de me ranger, ne doivent point entrer dans le cadre de celles qui sont l'objet de nos recherches; quelques points de ressemblance qu'offrent quelquefois les dartres aveo les exanthêmes aigus, tels que la petite-vérole ou la vaccine, ne suffisent pas à mon avis pour les faire entrer dans cet arrangement. Le mode de traitement, qui se trouve aussi entièrement différent dans les deux espèces d'affections, est encore une raison qui devrait empêcher cette confusion. Si par l'effet d'un traitement on fait sortir les affections dartreuses de l'état de chronicité qui constitue leur marche, cette circonstance accidentelle ne me paraît pas devoir suffire pour les faire sortir de leur classe. Autrement ce serait une histoire générale des maladies de la peau, tant aiguës que chroniques; car par maladie de la peau, on entend plus ordinairement celle de l'espèce chronique.

On a aussi attribué aux dartres une certaine tendance à se porter de préférence sur telle ou telle partie du corps. Ce n'est point un phénomène assez régulier pour en faire une règle générale. Mon expérience me les a fait observer comme occupant toutes les parties du corps indifféremment, ou s'y transportant par métastase. Alors, à la vérité, elles subissent quelques modifications dépendantes de l'organisation de la partie où elles se fixent.

Si la multiplicité de formes sous lesquelles les maladies de la peau se présentent, paraît d'abord imposer la nécessité d'une classification, d'un autre côté, en voyant que dans cette grande variété d'affections, le mode de traitement est à peu près le même, on est au moins autorisé à regarder comme superflue une division trop minutieuse. Aussi, dans la classification que je vais suivre, je ne m'arrêterai qu'aux traits tranchants et caractéristiques de chaque affection, laissant à d'autres la description des anneaux intermédiaires qui les unissent, ou des différences qui les séparent. Pour me conformer à ce plan, j'établis cinq espèces de dartres.

Première espèce, la dartre boutonneuse.
Deuxième espèce, la dartre écailleuse.
Troisième espèce, la dartre pustuleuse.
Quatrième espèce, la dartre vésiculaire.
Cinquième espèce, la dartre tuberculeuse.

Espèce première. — *Dartre boutonneuse.*

Dans cette première espèce le vice herpétique se présente sous la forme de boutons avec une base plus ou moins rouge ; il se manifeste surtout chez les enfants à l'époque de la dentition , et prend alors le nom vulgaire de gourme. L'état saburral de l'estomac pouvant aussi donner lieu à cette éruption sous la forme d'aphthes qui se développent dans la bouche, et occasionnent souvent une diarrhée opiniâtre, il est essentiel d'en établir la différence.

D'après des circonstances accidentelles, cette même éruption boutonneuse présente quelques variétés déterminées par la forme du bouton, mais dont le détail n'est de nulle importance pour la pratique. Chez l'adulte cette éruption, sans changer d'espèce, offre des caractères variés suivant le siége qu'elle occupe ; et sous la dénomination de lichen que lui fait donner son apparence aplatie, elle devient facile à confondre avec la rougeole, la fièvre scarlatine, et d'autres exanthêmes. La forme, l'étendue, la couleur des boutons, la sensation qui les accompagne, leur a fait donner des dénominations aussi nombreuses que peu intéressantes pour les moyens curatifs à employer. Cette espèce d'éruption se manifeste quelquefois plutôt par ses effets que par des caractères extérieurs, et sous le nom général de *prurigo*, affecte toutes les parties du corps où elle est plus ou moins difficile à discerner. Son existence serait révoquée en doute, si une demangeaison insupportable et un agacement tout particulier n'en donnaient la certitude. Chez les deux sexes, particulièrement dans un âge avancé, et chez les femmes surtout à l'époque de la suppression du flux menstruel, cette éruption exerce son influence funeste, sous la forme

de flueurs blanches, qui alors acquièrent une acri-
monie toute particulière, et occasionnent dans
l'organe génital une irritation des plus pénibles;
cette irritation se porte même jusque sur le col
de la matrice, y excite des contractions spasmo-
diques dont j'ai vu plusieurs cas des plus graves.
J'ai vu aussi chez les hommes cette même éruption occasionner sur la partie interne du prépuce et la surface du gland, un écoulement aussi
considérable et aussi virulent que peut le faire
éprouver une gonorrhée des plus complètes. Un
âge avancé, en diminuant l'énergie des lymphatiques, dépravant la nature des sécrétions, et en
provoquant la dégénérescence générale des flui-
des, rend l'un et l'autre sexe plus sujet aux attaques de cette espèce d'affection herpétique.

ESPÈCE DEUXIÈME. — *Dartre écailleuse.*

Dans cette seconde espèce, le virus herpétique
excitant dans le tissu cellulaire une inflammation
plus ou moins vive, produit bientôt l'épaississement de ses lames, qui finissent par se détacher
pour laisser sur la peau une apparence plus ou
moins rouge, se reproduire ensuite de nouveau,
sans cependant jamais prendre le caractère de
croûte. Cette éruption, nommée lèpre par d'autres nosologistes, attaque de préférence les par-.

ties de la peau les plus voisines des os , telles que
les parties externes des bras , les coudes , les ge-
noux : dans les cas d'affections légères , les écailles,
toujours circulaires , offrent une apparence blan-
châtre ; dans ceux qui sont plus graves , elles
prennent une teinte de couleur d'un gris sale et
même livide. Quelques irrégularités dans la nature des écailles , les fissures profondes qui les
divisent , une sensibilité plus prononcée dans la
peau mise à nu , enfin un dérangement constitutionnel, établissent quelques variétés dans cette
espèce d'éruption. En effet , elles sont quelquefois distinctes et petites ; d'autres fois irrégulière-
ment circonscrites; quelquefois encore confluentes
comme dans la gale des boulangers ; enfin , tor-
tueuses ou serpentines. Dans des cas invétérés ,
ou elle se répand sur tout le corps , ou elle se fixe
sur les yeux, les lèvres, le prépuce, le scrotum ,
la paume de la main. Le cuir chevelu est aussi le
siége de cette maladie dans l'enfance ou la vieil-
lesse, et y affecte différentes nuances. L'espèce
d'éruption qui nous occupe exerce encore des
ravages plus profonds dans le système dermoïde,
en épaississant son tissu, en le rendant dur et
corné pour ainsi dire, en lui faisant prendre la
couleur et la rudesse de la peau de chien de mer.
Dans cette affection affreuse, qui prend alors le
nom d'ichthyosis, les plaques sont continues et

couvrent quelquefois des membres entiers , excepté les plis des articulations.

ESPÈCE TROISIÈME. — *Dartre pustuleuse.*

Le virus herpétique jetant quelquefois des racines plus profondes dans le tissu cellulaire, y forme des pustules et constitue un autre ordre d'éruption. Il s'établit alors un point de suppuration aux dépens de ce même tissu. La suppuration se termine par une croûte plus ou moins épaisse, laquelle en tombant laisse le derme épaissi, rouge et porté à se gercer. Comme les autres espèces, cette éruption affecte différentes formes. Tantôt circonscrite, elle attaque de préférence les extrémités supérieures ; tantôt étendue, elle attaque les extrémités inférieures, sans pour cela changer de marche. Quelquefois, prenant un caractère aigu, elle se complique d'une éruption érysipélateuse. D'autres fois enfin, les croûtes prennent une étendue considérable, et sont accompagnées de la sécrétion abondante d'une humeur acrimonieuse.

Dans cette classe d'éruptions pustuleuses, se range encore celle à laquelle sont sujets les enfants, sous le nom de croûte lactée, qui, envahissant d'abord le front et les joues, finit par couvrir toute la figure comme un masque. Cette

espèce de maladie se manifeste encore sous la
forme de petites pustules qui se terminent en
croûte, et qui, par suite du peu d'écoulement,
se transforment en écailles furfurescentes. Les
femmes sont surtout sujettes à cette espèce d'affection. Quelquefois les pustules situées profon-
dément sur la peau, se réunissent avant de se
rompre, et donnent, par la concrétion du fluide
qui s'en écoule, naissance à des croûtes sèches
circulaires d'un jaune blanc, proéminentes, et
qui présentent au centre une dépression blanche
squammeuse, semblable aux semences du lupin.
Cette éruption reçoit encore plusieurs dénominations, telles que celles de ver annulaire, de
faveuse, de granulée ; c'est surtout lorsque le
cuir chevelu est le siége de cette affection, qu'elle
affecte ces formes, et reçoit ces dénominations
substituées à celles de teignes granulées, teignes
faveuses que M. Alibert a cru devoir adopter
dans son ouvrage.

Espèce quatrième. — *Dartre vésiculaire.*

Quoique les deux espèces d'affections qui suivent, et dont je vais faire une seule classe, dus-
sent, d'après leur marche quelquefois aiguë, être
exclues du cadre des maladies dont j'ai résolu de
m'occuper, comme souvent aussi elles prennent

une marche irrégulière et chronique, et durent, dans certains cas, autant de mois que de jours dans d'autres, et vu que d'ailleurs elles sont peu communes, j'en vais faire une seule classe, sous le nom d'éruption vésiculaire, et, sous cette dénomination, je comprendrai la phlicténoïde et l'érythmoïde. Les dartres miliaire et urticaire se rapprochent trop des deux précédentes, pour constituer une espèce particulière. De toutes ces variétés d'éruptions, la dartre phlicténoïde se rencontre le plus communément. Comme elles dépendent toutes d'un dérangement dans la constitution, leur invasion est toujours accompagnée d'une fièvre aiguë qui dure pendant deux ou trois jours. Le malade éprouve une sensation de picotement ou de fourmillement, souvent accompagnée d'une douleur de tête gravative, surtout si la fièvre est forte. Les vésicules, tantôt couvrent le corps entier et deviennent confluentes; d'autres fois seulement la ceinture, sous le nom de zoster. La marche des vésicules a cela de particulier, qu'elles ne se montrent point si-multanément, mais se succèdent les unes aux autres. Leur exsiccation s'opère également d'une manière progressive. La sérosité qui les remplit et qui prend souvent une teinte plus ou moins foncée, acquiert une telle densité, qu'elle ne s'échappe pas facilement par une petite ouverture. Quand la dessication a lieu, il se forme alors une croûte jaune et même noirâtre qui, en tombant, laisse la peau d'un rouge très foncé, et d'une irritabilité considérable.

Je vais aussi faire mention, dans cet endroit, d'une éruption moins commune que les précédentes, et qui a, avec elles, de grands rapports de ressemblance, à la fièvre près. Dans son état de bénignité, quand elle attaque les enfants pendant la dentition, elle ne présente aucun symptôme capable de faire réclamer les secours de la médecine. Mais si son invasion est précédée d'un état de langueur, si un grand état d'affaiblissement, l'intempérance ou l'âge avancé du sujet, une complication de scorbut et d'hydropisie viennent encore ajouter à sa gravité, elle devient alors une maladie longue et même dangereuse. Les femmes sont encore sujettes à l'éruption d'une large vésicule qui, s'étendant rapidement, se rompt, et est suivie pendant huit ou dix jours d'autres vésicules. Mais cette affection peu importante cède facilement aux toniques pris intérieurement, et aux lotions émollientes.

ESPÈCE CINQUIÈME. — *Dartre tuberculeuse.*

Si l'énumération des affections herpétiques qui précèdent nous a fourni une occasion trop légitime de gémir sur le triste sort de l'humanité, surtout quand on vient à considérer l'insuffisance des moyens curatifs, de quelle horreur, de quel désespoir n'a-t-on pas lieu d'être saisi au tableau déchirant des maladies que nous présente cette dernière classe ? Dans les affections précédentes, le système dermoïde a été tourmenté, sa couleur altérée ; mais dans celle qui va nous occuper, son tissu labouré d'ulcères profonds, tantôt dévoré par une sécrétion corrosive, tantôt tuméfié par un fluide désorganisateur, fera perdre à l'espèce humaine l'empreinte de sa dignité, pour la confondre avec les animaux dont cette affreuse maladie lui fait prendre les traits.

La classe des maladies tuberculeuses comprend l'acné, dont l'expérience offre une variété assez considérable, et dont les espèces principales peuvent se réduire à celles-ci, savoir : l'acné *simplex*, *punctata*, *indurata*, et *rosacea*. Cette éruption, qui attaque de préférence le front, le nez, les pommettes et même le menton, a une marche d'une lenteur toute particulière. Son irrégularité n'est pas moins remarquable. En effet, l'apparition des boutons est tellement alternante, que sur la même figure on en peut observer dans leur commencement, d'autres dans leur développement complet, d'autres enfin sur leur déclin, c'est-à-dire réduits en croûte, manière ordinaire de se terminer dans cette maladie. La démangeaison dont elle est accompagnée est une des souffrances les plus insupportables que l'on puisse imaginer, la nuit surtout où la chaleur du lit détermine le sang à la partie affectée. Ceux qui ont éprouvé l'atteinte de ces maladies reconnaîtront facilement la vérité de ce que j'avance. Les autres pourront s'en convaincre dans les observations ci-jointes.

Les personnes chez lesquelles existe la prédominance du tempérament sanguin, sont surtout sujettes à ce genre d'éruption. L'espèce nommée *indurata* se rencontre le plus souvent chez les personnes d'un tempérament bilieux, et prend alors le nom de boutons hépatiques.

Tout ce qui a une influence immédiate sur le système vasculaire, tels que l'abus du vin et des liqueurs fortes, un dérangement gastrique, des boissons glacées quand la chaleur du corps est considérable, sont des causes qui favorisent le développement de cette maladie. Elle se rencontre souvent cependant chez des personnes qui ne sont nullement coupables des causes excitantes dont je viens de parler : il faut alors la rapporter à une prédisposition héréditaire, à une faiblesse du tissu de la peau, dont la résistance n'est point en rapport avec la force impulsive des vaisseaux sanguins sur la figure, où toutes les passions de l'âme en s'y peignant, déterminent une irritation toute particulière.

Je passe enfin à l'espèce de maladie la plus formidable de toutes celles qui nous ont occupé jusqu'à ce moment, je veux dire le lupus, ou d'après d'autres auteurs, la dartre scrophuleuse rongeante. Elle attaque ordinairement la face, de préférence à toute autre partie du corps, quoique ce ne soit pas toujours une marche uniforme ; elle affecte particulièrement la forme circulaire, détruit tous les tissus de la peau, ne respecte pas même les cartilages du nez. La douleur que fait éprouver cette éruption n'est point du tout en rapport avec les ravages qu'elle exerce. Une sensation de cuisson brûlante constitue la plus grande partie de la souffrance qui l'accompagne. Si la maladie cède à quelque remède, ce que j'ai vu rarement arriver, si ce n'est à celui que je propose, les cicatrices sont profondes, et laissent sur la peau les traces d'une difformité ineffaçable. Comme dans les autres maladies de la peau, le système général semble ne souffrir en rien de cette affection.

L'éléphantiasis n'étant point une maladie de nos climats, je me bornerai à dire quelques mots sur quelques points de ressemblance qui rattachent à cette maladie certaines éruptions de l'espèce écailleuse. Ces points de ressemblance ne

se rencontrent même que dans des cas d'une gravité toute particulière, et se trouvent dans le
gonflement des lobes de l'oreille, dans les ger-
çures profondes dont est sillonné le système dermoïde qui, soulevé par une tuméfaction fort
étendue, forme des plaques d'une dimension à
recouvrir des membres entiers, excepté les plis
des articulations; mais la présence d'une sensibilité très grande, le degré de gonflement qui est
bien éloigné de l'enflure œdémateuse de l'éléphantiasis, établiront toujours une très grande
différence entre ces deux affections.

Doit-on guérir les Dartres ?

Avant de passer à l'examen des moyens curatifs les plus généralement adoptés, je crois devoir résoudre cette question que l'on se fait tous
les jours, et par là calmer les craintes assez bien
fondées, au premier abord, que l'on a de trou-
bler par cette guérison la marche de la nature
qui, par une espèce d'effort critique, cherche à
débarrasser la constitution d'un principe funeste
à l'économie animale. En effet, les résultats de
prétendues guérisons, qui ne sont que de véri-
tables métastases, sinon toujours mortelles, au
moins constamment suivies d'un grand dérangement dans la santé, sont bien propres à faire

regarder toute éruption comme un émonctoire naturel qu'il faut respecter. Dans cette hypothèse, une médecine perturbatrice qui voudrait supprimer ce moyen de salut, mériterait les plus justes reproches; et je n'hésiterais pas à me déclarer contre toute espèce de traitement qui tendrait à contrarier la nature, au lieu de seconder ses efforts conservateurs. Par conséquent tout remède, pour être bon, doit opérer de manière à favoriser l'issue de ce principe destructeur, au lieu d'en pallier momentanément les accidents. Et c'est cette qualité essentielle du traitement que je propose, qui me l'a fait adopter.

En voulant pleinement rassurer les craintes que des personnes timides peuvent avoir sur les dangers d'une guérison dans les maladies de la peau, craintes qui ne sont motivées que par une pratique que je réprouve, que ne puis-je frapper de terreur celles qui, victimes de la mode et de la coquetterie, ont constamment recours à l'usage de cosmétiques meurtriers, et portent par là les atteintes les plus funestes à leur santé, je pourrais même dire à leur existence ! car je ne doute pas que la rétropulsion de boutons sur la figure, par toutes ces lotions astringentes qui se débitent chez nos parfumeurs, n'envoie, par une mort prématurée, une foule de femmes au tombeau.

Après avoir établi, je crois, d'une manière

concluante , la nécessité de procéder à la guérison par une méthode qui ne puisse en aucune manière compromettre la constitution générale , il
me semble superflu d'insister sur les avantages
qu'il y a en ayant promptement recours aux
moyens convenables pour l'opérer , avant qu'un
délai trop prolongé ne la rende plus difficile. Les
ravages que font sur la peau ces affreuses maladies , la difformité qui les accompagne ou leur
succède , surtout si la figure en est le siége, les
démangeaisons inouïes , qui font un supplice des
moments les plus doux et destinés par la nature
à la réparation des forces , tout doit , ce me
semble , contribuer à décider un malade à se dé-
livrer d'un pareil fléau , surtout d'après la conviction où il doit être de l'absence de tout danger. Ce
parti devient d'autant plus indispensable, qu'on
ne peut assigner les limites dans lesquelles se ren-
fermera une éruption qui , si on n'en arrête les
progrès , envahit bientôt toutes les parties du
corps , et devient rebelle aux remèdes en proportion de son degré d'intensité et de sa durée.

* * *

Sur le siége des Maladies dartreuses.

Je crois ne pas devoir passer sous silence une
question sur laquelle il y a eu long-temps diverses

opinions, et sur laquelle il |me paraît de la plus grande importance d'avoir des idées fixes et positives. En effet, ce n'est point là une de ces recherches oiseuses dont le résultat ne doit que satisfaire une vaine curiosité. Comme l'opinion de chaque praticien doit nécessairement influer sur le mode de traitement qu'il emploie, il est dans les intérêts du malade et du médecin que cette opinion soit fondée sur une base solide, et non hypothétique. Les partisans de la médecine humorale ont toujours vu, et voient peut-être encore la cause de toutes les maladies dans la dégénérescence des fluides. Ils ne manquent pas, par conséquent, de rapporter à ce principe général la cause des maladies de la peau. Dans cette hypothèse, des torrents de tisanes, décorées du nom pompeux de substances altérantes dépuratives du sang, ont été versés dans l'estomac pour opérer le grand œuvre d'une régénération universelle.

Il est superflu de mentionner que le résultat d'une semblable pratique est, le plus communément, de laisser la maladie au même point, mais non sans avoir détérioré les forces digestives de l'estomac, et porté une atteinte funeste à toute la constitution. Les progrès qu'ont faits depuis les connaissances physiologiques, ont déterminé depuis long-temps à rejeter ces notions surannées, qui, faisant prendre l'effet pour la cause, avaient introduit une thérapeutique aussi compliquée qu'inefficace. Une connaissance plus profonde de l'économie animale a fait rapporter ces maladies, comme bien d'autres, au dérangement organique du système qui en est le siége.

En mettant en avant que chaque système est sujet à des affections propres à son mode d'organisation, et à son genre de fonctions, je ne prétends pas révoquer en doute les rapports de sympathie qui existent entre tous les systèmes, et isoler des fonctions entre lesquelles il existe une dépendance réciproque et incontestable. L'expérience journalière démontre d'une manière trop frappante l'existence de cette dépendance dans toutes les affections morbifiques auxquelles est sujette l'économie animale. En effet, qui n'a pas observé que si les fonctions assimilatrices de l'estomac sont dérangées, aussitôt le système dermoïde en ressent les effets, et que réciproquement si le système dermoïde reçoit quelque atteinte nuisible à son économie, la constitution générale ressent bientôt l'effet du dérangement local ?

Ainsi la dépendance mutuelle où sont tous les systèmes divers de l'économie est bien prouvée ; mais en outre ils sont sujets, comme je l'ai déjà dit, à des maladies particulières à leur mode d'organisation, et au genre de leurs fonctions. Ainsi l'appareil respiratoire, l'organe sécréteur de la bile, les glandes ont leurs maladies propres, de même le système dermoïde est le siége des maladies qui nous occupent. Centre de communication entre les capillaires artériels et les absorbants, c'est dans son tissu que s'exécute l'importante fonction de la transpiration. Doué d'une sensibilité exquise par le développement des houppes nerveuses qui établissent ses relations avec les objets extérieurs également sujets à ressentir les effets des émotions morales, à quelle foule de dérangements ne doit pas être exposé un organe aussi compliqué? D'après cela je ne balance pas à dire que de toutes les maladies qui attaquent l'économie animale, les trois quarts et demi sont dus à un dérangement dans ses fonctions. On ne doit plus s'étonner, d'après cela, si les maladies de la peau sont si multipliées, et si leurs nombreuses complications doivent rendre une guérison difficile.

Il est encore une cause d'erreur sur le siége des maladies *dartreuses* contre laquelle je dois mettre en garde tout lecteur qui n'est pas médecin, erreur d'autant plus excusable, que toutes les apparences tendent à la justifier. Je veux parler du phénomène des métastases des éruptions dartreuses. En effet, sans une connaissance du système lymphatique, ce réseau merveilleux qui, après avoir formé une enveloppe sur toute la surface du corps, pénètre dans toutes les cavités en se croisant, s'entrelaçant, s'anastomosant, établit un moyen immédiat de communication entre les parties les plus éloignées du corps; charie d'une partie dans une autre les humeurs, dont un nouveau mode de stimulus le pénètre sans que la circulation du sang participe en rien à cette opération, qui ne serait tenté d'attribuer à cette circulation générale un phénomène aussi étonnant qu'il est bien constaté?

Ce mode de transmission du principe herpétique bien établi, il ne peut plus y avoir de doute sur un genre de traitement propre à agir exclusivement sur ce même système, et qui, obéissant à la même loi générale, ne peut manquer, sur quelque surface qu'il soit appliqué, de parcourir toutes les ramifications les plus fines du système lymphatique. Les avantages qu'il offre de ne fatiguer ni l'estomac ni les intestins, lui méritent une préférence dont on sera facilement convaincu, quand nous en viendrons à examiner ses effets d'une manière plus particulière. Mais avant d'en venir à cet examen, je vais, comme je l'ai annoncé, jeter un coup d'œil rapide sur les moyens curatifs le plus communément employés.

*Considérations sur les Méthodes de traitement
employées pour la guérison des Dartres.*

Les remèdes auxquels la pratique a le plus ordinairement recours, se divisent en remèdes internes et en remèdes externes. Entre les remèdes
internes se rangent tous ceux qui, pris dans le
règne végétal, sont connus pour exercer une
grande influence sur les exhalants, et provoquer
des sueurs abondantes. Parmi ces substances se
trouvent les bois sudorifiques, plusieurs racines
amères, l'écorce de l'orme pyramidal, la douce-
amère, la pensée sauvage. Ceux que fournit le
règne minéral et propres à remplir la même in-
dication, sont plusieurs préparations d'antimoine,
de mercure et même d'arsenic; le soufre, soit
en substance et pur, soit dans un état de combinaison et de solution dans les eaux minérales.

Parmi les remèdes externes, les bains doivent
tenir le premier rang. La pratique moderne en a
introduit une nombreuse variété, tels que les
bains de vapeur, soit aqueuse, sulfureuse ou al-
caline; les bains d'eau avec sulfure de potasse,
les douches, les bains oléogélatineux, etc. etc.

Plusieurs médecins font aussi un usage fréquent de diverses lotions préparées avec diffé-
rents oxides métalliques, tels que les oxides de
mercure, de zinc, de bismuth; d'autres font en-

trer ces mêmes substances métalliques dans des cérats, des pommades qui souvent, à la vérité, paraissent opérer des guérisons rapides, mais dont l'emploi est suivi du plus grand danger, par la crainte d'une rétropulsion funeste.

Profitant de l'exemple qu'en a laissé Ambroise Paré, plusieurs médecins, dans l'intention de changer le mode d'action des vaisseaux sécréteurs de la partie affectée, ont recours aux applications réitérées d'un vésicatoire sur la partie malade. D'autres enfin, plus hardis et toujours dans les mêmes vues, ont recours, soit aux lotions corrosives avec l'acide muriatique plus ou moins étendu, soit à l'application réitérée de la pierre infernale; on a même été jusqu'à employer les escarotiques les plus violents, tels que le topique de Pluncket, remède appliqué dans l'origine aux affections cancéreuses.

Quant au résultat de ces diverses méthodes de traitement, je vais rendre compte de ce que j'ai pu recueillir avec toute l'impartialité qui sied à un homme ami de la vérité et des sciences exactes. Avancer que ces moyens curatifs n'opèrent aucune guérison complète, serait réclamer pour mon traitement un mérite exclusif auquel je suis bien loin de prétendre. Cependant le rapport des nombreux malades que je vois tous les jours, m'autorise à dire que si des affections légères ont quelquefois cédé aux moyens que je viens d'énumérer, le nombre de celles qui leur résistent est beaucoup plus grand. En effet il n'y a pas un de tous les malades qui s'adressent à moi, qui n'ait auparavant, pendant des mois et même des années, épuisé tous ces moyens curatifs, soit dans la pratique particulière, soit à l'hospice Saint-Louis. Cependant le talent des médecins de cet intéressant établissement, les soins méthodiques avec lesquels tous ces secours y sont administrés, sont très bien faits pour leur assurer tout le succès dont ils sont susceptibles.

Dans le nombre des moyens qu'on y adopte, et dont l'usage a été introduit dans la pratique particulière, je ne puis m'empêcher d'en signaler un dont l'emploi excite, chez les femmes surtout, le plus vif ressentiment; je veux parler des lotions ou applications corrosives. La douleur qu'elles occasionnent, quoique cruelle au rapport de quelques personnes, n'eût laissé qu'une impression passagère, si l'on avait trouvé un dédommagement dans la guérison. Mais quand à ces douleurs affreuses, et à des cicatrices, source d'interprétations cruelles pour l'amour-propre, se joint encore le regret d'une souffrance infructueuse, un procédé plus doux ne peut manquer de mériter la préférence, surtout quand on saura que loin de causer aucune douleur, il calme au contraire les démangeaisons ou les cuissons, s'il en existe, et qu'au précieux avantage de ne laisser aucune cicatrice, il joint encore celui d'un succès généralement certain.

De l'application du traitement par absorption cutanée. (1)

Toutes les indications à remplir peuvent se

---

(1) Le public trouvera peut-être extraordinaire qu'après m'être tellement étendu sur les avantages du mode de traitement que je propose, et avoir produit tant de preuves de son efficacité, je ne m'empresse pas d'en faire jouir la société en en faisant connaître la composition. Personne plus que moi n'est pénétré de l'obligation d'être utile à ses semblables. Je regarde cette obligation comme religieuse et sacrée pour tout homme, mais surtout pour un médecin ; et c'est pour y satisfaire, au moins en partie, que j'offre au public ce petit ouvrage, destiné à faire connaître l'existence du remède, les ressources qu'il présente, et les heureux résultats que j'en ai déjà obtenus. Je serai toujours disposé à remplir cette obligation tout entière, quand des observations plus nombreuses, et des résultats encore plus multipliés, m'auront mérité de la part d'un gouvernement toujours occupé du bien général, une attention acquise par des succès répétés et non équivoques, et quand ce même gouvernement, convaincu de l'utilité de ce mode de traitement, avisera aux moyens convenables pour lui donner toute la publicité que son importance lui paraîtra mériter.

réduire à ces deux principales : débarrasser le système lymphatique général du virus herpétique, et corriger le mode vicieux de sécrétion de la partie affectée. Je vais tâcher de démontrer que ces deux indications sont remplies par le traitement indiqué ci-dessus. Je suppose d'abord le malade à l'abri de toutes les causes excitantes décrites dans un autre endroit, et placé sous tous les rapports dans les circonstances les plus favorables à l'action du remède. Dans cet état de choses, si le sujet, par sa jeunesse et sa constitution, annonçait une pléthore sanguine, il sera à propos de procéder par une bonne saignée du bras. S'il présentait au contraire les symptômes d'un embarras gastrique, un vomitif, suivi d'une médecine, dissipera cette complication qui pourrait contrarier la marche du traitement. Quand le malade a été ainsi préparé, on lui applique sur le dos un emplâtre d'une dimension relative à son âge et à sa force, dans lequel entrent les ingrédients qui constituent le remède, et dont la combinaison est propre à la fois à agir sur les vaisseaux lymphatiques, les glandes, les exhalants et les absorbants, ranimer leurs sécrétions, chasser par tous les émonctoires le principe herpétique, et répandre une nouvelle vie dans toute l'économie. Sitôt que les circonstances le permettent, outre cette application dont l'effet doit être général , on en fait une autre composée des mêmes substances sur la partie affectée, pour y remplir le but que l'on se propose dans l'usage des vésicatoires, des lotions corrosives, c'est-à-dire de changer le mode d'action des vaisseaux sécréteurs de la partie. Les applications qui recouvrent ces surfaces, en maintenant la peau dans une espèce de bain de vapeur, facilitent l'absorption des substances médicinales qui les recouvrent. Sitôt qu'elle s'établit, ce qui est plus ou moins long, et suivant la température de l'air, l'effet du remède se manifeste par une éruption considérable de boutons qui suivent une marche rapide dans leur développement et leur suppuration, et dont le renouvellement et la durée sont proportionnés à la gravité et à l'ancienneté de la maladie. L'éruption même ne se renferme pas dans les limites de l'application, mais envahit souvent tout le corps; il faut renouveler les applications tant que dure l'éruption ou le suintement de la partie, car souvent le remède produit son effet en agissant d'une manière différente. L'apparence d'une peau saine annonce la terminaison de la maladie et le moment de cesser les applications qui pourraient au reste être prolongées sans inconvénient. Une irritabilité de la peau plus ou moins grande donne quelquefois lieu à des accidents alarmants en apparence, tels qu'une enflure considérable de la partie, un développement de cloches remplies d'une sérosité abondante, et accompagnées d'une inflammation assez forte ; mais ces accidents ne sont jamais de longue durée, et n'entraînent avec eux aucune espèce de danger. J'ai déjà dit qu'au lieu de laisser après lui aucune cicatrice, ce moyen curatif possède l'inestimable avantage d'éclaircir et d'améliorer l'état de la peau. Plusieurs malades m'ont même assuré avoir fait disparaître la rougeur et les rugosités d'anciens vésicatoires, par des applications dont le but n'était dans le principe que d'agir par absorption. On sent aisément l'importance de cette manière d'agir, surtout quand la figure est le siège de la maladie. Combien de personnes ai-je entendu exprimer les plus vifs regrets de n'avoir pas eu d'abord recours à ce mode de traitement qui leur eût épargné bien des souffrances, et une difformité ineffaçable !

Comme on aura l'occasion, dans les observations ci-jointes, de remarquer les différentes manières d'agir du remède, je me dispenserai d'entrer ici dans de plus grands détails. J'ai déjà fait observer que l'effet permanent de ces applications était de déterminer, du centre à la circonférence, tout principe caché dans le système lymphatique, et de là exerçant sur toute la constitution une influence pernicieuse. Il ne sera pas difficile de conclure de cette manière d'agir, l'utilité dont peut être ce remède dans toute espèce de répercussions. Quelques observations frappantes prouveront le succès dont son emploi a été suivi dans ces sortes de cas.

Tout en déplorant les souffrances qu'occasionnent plusieurs des moyens curatifs les plus suivis, je suis bien loin de revendiquer pour le mien le privilége exclusif d'opérer une guérison sans aucune espèce d'inconvénient ou de malaise. La médecine offre peu de secours qui soient entièrement exempts de désagrément ; je préviens donc le malade que ce remède excite souvent des démangeaisons violentes, quelquefois même cette espèce d'agitation qui précède les grandes éruptions. Cet état cependant, tout pénible qu'il peut être, est encore, au rapport de tous, préférable aux démangeaisons de la maladie même, puisque celles que le remède cause ne sont pas toujours très-fortes, et dans tous les cas ne sont que passagères. Il est encore un point sur lequel je dois rassurer le malade, je veux dire le danger qui est nul, quelque alarmants que puissent être les symptômes qui se manifestent dans des cas, à la vérité fort rares, mais enfin qui peuvent se présenter, et sur lesquels je dois d'avance tranquilliser une imagination prompte à s'effrayer.

Mon lecteur est sans doute étonné de ce que, jusqu'à présent, je n'ai aucunement parlé de bains, moyen héroïque et universellement adopté. Loin de les recommander, j'en interdis l'usage pendant le traitement, à moins que quelque circonstance particulière ne me fasse déroger à cette règle. Pour calmer l'étonnement que doit naturellement exciter une défense semblable, et obtenir une obéissance plus facile en la motivant, il me suffira de faire connaître au malade que les parties constituantes de l'emplâtre étant de la plus grande volatilité, qualité nécessaire pour les faire pénétrer partout, elles s'échapperaient infailliblement par les exhalants de la peau relâchée par des bains, et cela, sans avoir détruit le principe herpétique. L'introduction et le séjour des substances médicamenteuses dans le système étant une condition indispensable pour opérer la guérison, tout ce qui en favoriserait trop la prompte issue, soit par des sudorifiques ou des purgatifs, ou bains, contrarierait et peut-être détruirait son effet.

Le temps qu'exige un traitement pour opérer une guérison complète, est un point trop intéressant pour celui qui souffre pour ne pas en parler. On sent bien qu'on ne peut absolument assigner un terme à une guérison qui dépend de la gravité, de l'ancienneté et des complications accidentelles de l'affection; mais pour prendre un terme moyen, le fruit d'une expérience journalière me permet d'avancer que trois mois suffisent en général. Le premier mois suffit qulquefois pour calmer les plus graves symptômes; mais il ne faut pas se laisser séduire par ce mieux rapide pour se relâcher d'une constance nécessaire au succès complet. Tout, au reste, contribue à l'inspirer dans les progrès rapides que fait tous les jours la guérison, et dans le bien-être général qui succède au tourment propre à cette maladie.

Conduite à tenir par le malade pendant le traitement.

Le régime doit être nourrissant; mais il faut éviter tout ce qui est trop stitulant, comme vin pur, café, liqueurs, etc. ainsi que les légumes crus, comme salades, les fruits non cuits. Les personnes qui digèrent bien le lait peuvent avec avantage en faire leur principale nourriture.

Les vêtements doivent être conformes à la saison, mais cependant plutôt chauds qu'autrement, afin d'être moins exposés aux suites de changements subits de température, circonstance contre laquelle on ne peut trop prendre de précautions; car une partie frappée d'un froid subit, devient un point d'irritation qui change l'action du remède, et conduit à des accidents auxquels il est cependant aisé de remédier, mais qu'il est préférable de prévenir.

Le traitement n'empêche nullement de continuer le genre d'exercice auquel on est accoutumé ou le genre d'occupation dépendant de l'état que l'on exerce, pourvu que dans l'un et l'autre cas on évite le froid et l'humidité, et surtout les transitions subites d'une température à l'autre : chose dangereuse dans tous les temps, mais surtout pendant le travail d'un semblable remède.

Je ne puis indiquer ici tous les médicaments accessoires que j'emploie, puisque la nature du cas peut seule en décider le choix ; mais les principaux sont quelques sudorifiques, si la saison et le grand froid gênent ou arrêtent la transpiration cutanée, et quelques légers laxatifs pour entretenir la liberté du ventre, si le cas l'exige, et les préparations qui peuvent concourir à déterminer le vice herpétique à la surface.

Observations sur les Maladies de la peau, traitées par la méthode du traitement par absorption cutanée.

Je ne citerai qu'un nombre peu considérable de cas, pour faire connaître l'application du traitement en question. Quand le plan que j'ai adopté ne m'en imposerait plus la loi, j'en trouve une double nécessité, et dans le peu de variété que peut fournir une pratique particulière, quelque étendue qu'elle soit, et dans le silence que je suis obligé de garder sur un grand nombre d'observations dont les sujets se refusent à toute espèce de publicité. Pour mettre toute la clarté possible dans un sujet naturellement assez embrouillé, ces observations seront prises dans chacune des cinq espèces auxquelles j'ai réduit celles de ces maladies qui se rencontrent le plus communément, et dans le même ordre que celui que j'ai suivi dans cette classification.

OBSERVATIONS RELATIVES A LA DARTRE BOUTONNEUSE.

Première Observation.

Quoique par suite des circonstances dont on sera instruit ci-après, cette observation n'ait pas en un résultat positif, je crois cependant devoir saisir cette occasion de dire quelque chose sur cette première variété de l'espèce de dartre boutonneuse.

Connue sous le nom de scrophule, gourme ou feu de dents, elle est en effet due au travail de

la dentition ; et pour cette raison, je l'aurais aban-
donnée, comme je conseille de le faire, aux seules
ressources de la nature, en recommandant toutefois l'air de la campagne que j'ai vu constamment réussir dans ces cas. Mais les symptômes
non équivoques d'une maladie de la peau chez
la mère, et l'existence de la même maladie au
plus haut degré d'intensité chez la grand'mère,
firent, avec raison, supposer que le principe
herpétique jouait un grand rôle dans l'affection
dont l'enfant était la victime.

Cet enfant, âgé de deux ans, d'un tempérament lymphatique, comme sa mère, fut, presque dès sa naissance, attaqué de cette éruption
boutonneuse, accompagnée d'un suintement considérable et d'une démangeaison affreuse. Elle
occupait presque tout le corps, mais surtout les
extrémités supérieures et la figure, où, par leur
rapprochement et leurs croûtes épaisses et san-
guinolentes, les boutons formaient un masque
hideux. La souffrance que la chaleur du lit occasionnait au petit malade était si vive, qu'il passait
les nuits dans les cris et les angoisses. On était
obligé de veiller auprès de lui, de lui attacher
les mains pour qu'il ne se mît pas la figure en
sang. Sa santé générale était d'ailleurs assez bonne.
Toutes ces circonstances réunies déterminèrent
les parents à tenter mon traitement, quoique l'in-

docilité de cet âge m'offrît peu l'espoir d'une
persévérance nécessaire à son succès. Je cédai
cependant à leurs sollicitations, ne doutant pas
de porter quelque soulagement à un état si pénible. Je n'ai pas besoin de dire que tous les
moyens ordinaires avaient déjà été épuisés, et
sans effet.

Deux applications furent faites d'abord sur les
deux bras. Dès ce moment, cessation de toute
démangeaison ; et l'enfant éprouva un calme qui
lui était depuis long-temps inconnu, par conséquent sommeil parfait. L'état de sa figure et de
la santé générale parut même s'améliorer à proportion que le remède provoquait la suppuration des parties malades. Cependant, après qu'on
avait changé le siége des applications, l'éruption
qui, en apparence complétement éteinte, laissait
une peau saine, reparaissait bientôt avec les
mêmes symptômes qu'auparavant. Des applications furent entretenues sur diverses parties du
corps avec un semblable résultat pendant deux
mois. Mais le froid rigoureux de la saison (c'était
en décembre et janvier 1819), l'impossibilité de
tenir chaudement un enfant naturellement in-
docile et gâté, un déménagement embarrassant
pour ses parents, gens d'une commerce étendu,
en faisant négliger l'enfant, contrarièrent tellement la marche du traitement, que je conseillai

d'y renoncer et d'envoyer l'enfant à la campagne ; ce qu'ils firent. Cependant les parents n'ont pas moins reconnu avec moi que le soulagement procuré par le remède avait été considérable, malgré toutes ces contrariétés, et ils ne doutaient pas que sa guérison n'eût été complète, si la saison et les circonstances eussent été plus favorables. Ce succès est d'autant plus certain, que la mère et la grand'mère ont retiré du traitement les plus grands avantages, sans pouvoir cependant être le sujet d'une observation.

Deuxième Observation.

Madame Élisa B...., à Lésigny en Brie, d'un tempérament bilieux lymphatique, passa sa jeunesse sans aucune maladie digne de notice. Elle devint mère à l'âge de dix-huit ans. Il y avait quatorze mois qu'elle nourrissait son enfant, quand une chute, dans un fossé plein de neige, supprima son lait. Aussitôt tout son corps, et surtout sa figure et sa poitrine, furent couverts d'une éruption de gros boutons d'un rouge livide, accompagnés d'une fièvre violente, d'élancements douloureux, de crampes d'estomac et d'étourdissements. Cet état de souffrance, qui dura trois semaines, ne l'empêcha pas de devenir enceinte pour la seconde fois. Alors cette éruption s'éteignit graduellement, ainsi que les accidents qui l'accompagnaient. La grossesse ni les couches n'offrirent rien de remarquable, si ce n'est que quelques jours après un coup d'air lui donna le poil. La sécrétion du lait, qui d'abord avait été diminuée par cet accident, se rétablissait peu à peu, quand quinze jours après ses couches, le feu prit à sa maison; c'était en octobre 1818. Une suppression de vidanges et un nouveau trouble dans la sécrétion du lait, furent le résultat de la frayeur et du froid qu'elle éprouva en étant transportée hors de sa maison dans une couverture de laine.

Ces accidents commençaient à céder à un allaitement continué avec assiduité, quand la mort de son enfant la priva de ce moyen de salut. N'ayant pris aucunes précautions contre son lait, elle éprouva une foule d'accidents, tels qu'une toux violente avec expectoration redoublant d'intensité avant et après les règles, qui se rétablirent, mais avec des douleurs affreuses. Le ventre resta dur, ballonné, volumineux; l'estomac, sujet à des spasmes fréquents; les digestions devinrent pénibles; une pâleur et un amaigrissement général donnaient les plus vives inquiétudes sur sa position, quand on réclama mes soins pour elle; c'était vers la fin d'avril, c'est-à-dire six mois après l'invasion de la maladie. M. le docteur Bougon, avec lequel je donnais alors des soins à madame de Rougeville , en son château , a été témoin du traitement dont je parle et du résultat. Une application de six pouces de largeur fut faite entre le creux de l'estomac et le bas-ventre. La malade supporta avec peu de patience les démangeaisons qui furent très violentes , et que suivit une éruption considérable de boutons, tant sous l'application qu'alentour.

Au bout de quinze jours, il s'établit un écoulement considérable et laiteux de la matrice qui dura six jours. La toux et les douleurs d'estomac voulurent se faire sentir , mais se dissipèrent de suite. Les applications furent renouvelées. Quinze jours après il se développa une véritable fièvre de lait, au grand étonnement de la malade ; les reins se gonflèrent , le lait s'en écoula avec la même abondance et les mêmes sensations que si les couches venaient d'avoir lieu, ce qui lui causa le plus vives alarmes. On la rassura cependant, et on lui enjoignit seulement les précautions requises à une époque à laquelle elle paraissait être reportée par le remède. En effet , après cette espèce de fièvre les lochies s'établirent , et à peu près quinze jours se passèrent dans ces sortes de sécrétions. Il se manifesta aussi une éruption générale avec de grandes démangeaisons. La malade effrayée attendait avec inquiétude le résultat d'une aussi étrange révolution. Mais quelle fut sa

satisfaction de voir son ventre réduit à sa dimension ordinaire, sa toux disparaître sans retour,
son estomac recouvrer ses fonctions, la santé avec
son coloris éclaircir son teint, jadis couleur de
cire sale! Quelques applications auxquelles il n'a
pas été difficile de la persuader, ont complètement dissipé l'éruption. Les règles, survenues à
leur époque, et plus abondantes qu'avant, n'ont
plus été suivies des accidents ordinaires qui les
accompagnaient. Son appétit s'est parfaitement
rétabli ainsi que sa santé générale, après un traitement d'environ deux mois.

Troisième Observation.

Madame Benoît, propriétaire à Lésigny en
Brie, âgée de trente-deux ans, d'un tempérament
bilieux lymphatique, fut, en 1815, à la suite
d'un sevrage, attaquée d'une éruption boutonneuse qui se répandit à peu près sur toutes les
parties du corps. Mais en plusieurs endroits, et
sur les cuisses surtout, les boutons situés entre
cuir et chair n'étaient sensibles que par la démangeaison insupportable qui les accompagnait.
Elle fut saisie, à la même époque, de fréquentes
palpitations et d'un étouffement considérable.
A la perte de l'appétit, succéda bientôt un état
de langueur générale; l'éruption, faisant toujours

des progrès, finit par se manifester sur les parties sexuelles avec un tel sentiment de prurit, que le lit lui devint insupportable, surtout dès que la chaleur se faisait sentir. Alors elle était obligée de se lever, même dans la saison de l'hiver, pour que le froid lui procurât un calme que la chaleur du lit faisait bientôt disparaître. Rien ne pouvait égaler l'état pénible où elle était quand elle s'adressa à moi. Il est inutile de faire mention des remèdes nombreux qu'elle avait tentés; il suffit de dire qu'elle n'en avait pas même éprouvé un soulagement passager.

Le 10 mai 1819, après une préparation préliminaire, les parties furent recouvertes d'une application adaptée à la nature de l'endroit. Dès ce moment, cessation totale de l'insupportable démangeaison qui faisait son tourment, par conséquent sommeil parfait. Dix jours après, outre cette première application, qui fut entretenue et renouvelée, j'en fis deux autres larges à la partie interne des cuisses. Trois semaines étaient à peine écoulées, que la santé de la malade éprouva une amélioration étonnante; après une suppuration considérable aux parties, et une exfoliation répétée de l'épiderme aux cuisses, et qui dura environ six semaines, les parties affectées furent complétement guéries. De toute cette éruption, il ne resta plus que quelques boutons sur le ster-

num, que quelques applications firent bientôt
disparaître; quelques remèdes altérants pris intérieurement pendant le traitement, quelques
lotions appropriées aux circonstances terminèrent
la guérison. Cette observation se passa encore
sous les yeux de M. le docteur Bougon, chirur-
gien ordinaire de Monsieur, et de S. A. R. la
duchesse de Berry, qui en vit les progrès et le
résultat, qui fut on ne peut plus concluant.

Cependant, sept mois après, la malade s'étant
imprudemment exposée à un froid violent de
décembre, et à la pluie presque pendant une
journée entière, il se manifesta à l'ancien siége
de la maladie une nouvelle éruption, mais d'une
largeur peu considérable et sans démangeaison,
et qui céda en peu de jours à une petite application dont je lui recommandai l'emploi. Deux ans
après sa guérison, l'ayant rencontrée par hasard,
elle m'informa qu'à l'approche du printemps elle
avait éprouvé aux cuisses quelques légères démangeaisons qui disparurent après l'application de
quelques sangsues qui lui avaient été ordonnées à
cause des palpitations dont elle avait commencé à
se ressentir.

Quatrième Observation.

Madame De...., âgée de trente-quatre ans,
d'une constitution bilieuse lymphatique, jouit

jusqu'à l'âge de sept ans d'une santé non interrompue. A cette époque il lui survint aux deux jarrets une petite éruption écailleuse, accompagnée d'un suintement et d'une démangeaison considérables. Cette attaque n'eut cependant pas de suites fâcheuses et disparut entièrement au bout d'un an. A l'âge de vingt-deux ans, madame De... eut un érysipèle considérable qui céda au traitement ordinaire. A vingt-trois ans, s'étant mariée, elle ne cessa de jouir d'une santé parfaite, sans cependant devenir mère. A vingt-sept ans elle eut la rougeole qui, après avoir parcouru ses périodes, dégénéra par degrés en un véritable érysipèle chronique dartreux, qui s'empara de toutes les parties du corps sans en excepter la figure, et y développa une foule de petits boutons suivis d'un suintement considérable et de l'exfoliation de l'épiderme, le tout accompagné de cuisson et de démangeaisons insupportables.

Le médecin qui l'avait suivie dans sa rougeole, voyant succéder à cette affection une véritable maladie de la peau, fut le premier à proposer à la malade de voir M. Alibert, qui, dès ce moment, lui donna des soins qui semblaient être essentiellement de son domaine. Bains de toute espèce à Tivoli, douches, cataplasmes de farines résolutives, lotions stimulantes avec l'acide muriatique, application de la pierre infernale, cérats astringens, remèdes internes de toute espèce, tout fut essayé non sans un détriment marqué pour la santé de la malade. Si le succès ne fut pas complet, elle ne fut pas cependant sans en retirer quelque avantage. En effet, le corps fut entièrement débarrassé de l'éruption ; mais la figure, à son grand désespoir, resta dans le même état.

Fatiguée et découragée du résultat incomplet de tant de souffrances, elle cessa tout remède pendant quelque temps. Cependant les progrès que faisait tous les jours la maladie, et la connaissance de plusieurs guérisons opérées dans des cas aussi désespérés que le sien, la décidèrent à tenter une dernière ressource. Au commencement de l'hiver de 1817, quoique cette saison ne soit pas la plus favorable, elle commença le traitement par absorption cutanée. Après trois mois de persévérance dans les applications tant locales que générales, aidées de tous les moyens accessoires que la nature du cas exigea, la figure et les autres parties du corps n'offrirent plus la moindre trace de la maladie. Elle remarqua cependant que son estomac fut un peu fatigué, sans qu'elle sache précisément à quel traitement elle doit en rapporter la cause. Après avoir joui d'une santé parfaite jusques alors, elle eut au printemps de 1820, une petite attaque de son ancienne maladie sur la figure, mais elle fut bien moins considérable qu'autrefois, et céda promptement à quelques applications.

M. le docteur Macartan, demeurant rue Hauteville, n° 24, son médecin ordinaire, avoit été témoin du résultat du premier traitement. Trop élevé par ses talents comme médecin, et son mérite personnel comme homme, pour ressentir aucun mouvement de cette jalousie trop commune, même dans les professions les plus libérales, il fut le premier à recommander un nouvel emploi du remède qui avait déjà produit des effets aussi satisfaisants. La guérison de la malade me procura un double plaisir en justifiant la recommandation de mon digne confrère.

D'après les circonstances ci-dessus mentionnées, on peut, à juste titre, regarder cette affection comme constitutionnelle, et par conséquent sujette à des rechutes dont heureusement la malade n'a rien de funeste à redouter, puisqu'elle est sûre de trouver dans le remède une ressource toujours certaine. Mais la permanence de sa guérison, depuis l'époque de ma première édition, en surpassant son espoir et le mien, l'a dispensée de recourir à cette même ressource.

Cinquième Observation.

Mme B***, âgée de 40 ans, d'un tempérament bilieux sanguin, passa sa première jeunesse sans aucune espèce d'indisposition. Elle devint mère, par la suite, de plusieurs enfants, sans que sa santé souffrît aucun dérangement. Cependant à l'âge de 30 ans, quelques boutons commencèrent à se manifester à la figure. Elle eut de suite recours à M. le docteur Alibert, que je suis obligé de citer dans presque toutes mes observations : la célébrité méritée que lui a acquise son grand ouvrage lui donne un titre trop bien fondé à la confiance publique, pour qu'on ne s'adresse pas de suite à lui. Tous les moyens déjà cités furent employés et sans succès.

La malade, décidée par une autre dame guérie par mon procédé, s'adressa à moi. La maladie cependant avait redoublé d'intensité ; les boutons, plus nombreux sur la figure, gagnaient rapidement la poitrine quand elle réclama mes soins. C'était au milieu de l'hiver de 1816. La première application faite sur le dos, et répétée seize jours après, y détermina une éruption de boutons d'une grosseur considérable. On en fit ensuite sur la poitrine, les bras, avec le même résultat. Enfin la figure en fut recouverte pendant trois semaines ; pendant cet espace de temps, il se développa un nombre considérable de grosses pustules qui, après avoir parcouru rapidement leurs périodes, s'éteignirent et laissèrent une peau saine et plus fine même qu'avant la maladie, et sans la plus petite marque. Pendant ce traitement de six semaines, il ne survint aucun accident à la malade, aux démangeaisons près, qui furent excessives, dans le dos surtout. La rigueur de la saison la força d'interrompre le traitement que, vu l'ancienneté de la maladie, j'aurais voulu prolonger à trois mois. Aussi un an après eut-elle une petite rechute qui dura peu de temps et céda à quelques applications.

Sixième Observation.

M. Chr.***, âgé de vingt-huit ans, d'un tempérament bilio-lymphatique, fut, dès l'âge de dix-huit à vingt ans, sujet à une éruption de gros boutons qui occupaient toutes les parties de la figure. Les autres parties du corps, quoique moins affectées, en offraient cependant un nombre considérable; le cuir chevelu n'en était pas même exempt. Il avait consulté tous les médecins les plus distingués de l'Allemagne, sa patrie. A son arrivée à Paris, il s'était également empressé de profiter de toutes les ressources qu'offre la capitale. Ayant fait l'acquisition de mon ouvrage, il vint réclamer mes soins et me témoigna son approbation sur ma manière de considérer la maladie et de la traiter, et déclara qu'il espérait de cette méthode un résultat plus satisfaisant que de toutes celles qu'il avait suivies. Comme la figure était principalement le siége de la maladie, il fallut qu'il consentît à se séquestrer de la société pour un mois, ce qu'il fit avec résignation. Je le plaçai à cet effet dans la maison de santé de M. Blanche, à Montmartre ; il en sortit au bout d'un mois. La rougeur de la peau qui avait succédé à la première, la rougeur plus grande encore du siége des anciens boutons, rendirent, pendant quelques jours, sa guérison moins apparente qu'elle était complète. Mais l'air ayant bientôt rendu à sa figure son ton de chair naturel, il put alors juger du résultat qui fut des plus satisfaisants pour lui. Je rendis même témoin de ce succès M. le docteur Prost, ancien propriétaire de la maison de santé, avec lequel je me trouvais un jour quand le sujet de cette observation passa tout près de nous, et nous donna à tous deux une occasion, sans être aperçus de lui, de regarder sa figure. D'après son état présent, M. le docteur pouvait à peine croire à celui dont je lui avais fait la description dans une autre occasion.

OBSERVATIONS RELATIVES A LA DARTRE ÉCAILLEUSE.

Première Observation.

Madame Le Sueur, cuisinière chez M. le prince de La Tour-d'Auvergne, demeurant alors place du Carrousel, n° 10, âgée de trente-quatre ans, d'un tempérament bilieux lymphatique, était, au moment où elle s'adressa à moi, c'est-à-dire en avril 1820, affectée d'une éruption de l'espèce écailleuse. Cette maladie avait commencé à se manifester environ quatre ans auparavant, sur et derrière les oreilles, avec un suintement considérable ; sur la tête, où le cuir chevelu était couvert d'écailles sèches, et sur les diverses parties du corps où elle formait de larges plaques d'un jaune sale et cuivré. La malade était en outre, depuis cette époque, sujette à des maux de tête d'une violence telle qu'elle était obligée de garder le lit pendant ces accès qui étaient fort longs et très rapprochés, au point de la rendre incapable de faire son service.

Madame la princesse, dont je suis le médecin depuis nombre d'années, et qui avait vu des exemples du succès de mon traitement, ne cessait de le recommander à la malade, qui, découragée par beaucoup d'essais infructueux, et craignant qu'il ne

réussît pas mieux que le reste, opposa long-temps
une résistance opiniâtre. Cependant, la crainte de
perdre sa place finit par opérer cette conviction, et
à l'époque ci-dessus mentionnée elle commença
son traitement. Une application fut faite sur le dos,
les oreilles pansées, en enjoignant de répéter souvent ce pansement qu'une suppuration abondante
rendait nécessaire. Au bout de quinze jours l'application du dos fut renouvelée ; la tête, complétement rasée, fut recouverte d'une calotte pré-
parée. Au bout d'un mois les maux de tête disparurent sans retour, la tête et les oreilles furent
entièrement nettoyées ; cette teinte sale et cuivrée
s'éclaircit à vue d'œil sur la figure et la poitrine ;
l'estomac, jadis languissant, recouvra ses fonctions. Au bout de deux mois de traitement par les
applications et quelques remèdes accessoires, sa
santé fut parfaitement rétablie, et n'a, depuis un
an, éprouvé aucune atteinte, d'après le rapport
de ses maîtres, qui la voient encore de temps en
temps, quoiqu'elle ne soit plus chez eux.

Deuxième Observation.

Madame Brisbart, demeurant faubourg Pois-
sonnière, âgée de trente et un an, d'un tempérament sanguin lymphatique, fut, dès l'enfance,
attaquée d'une maladie herpétique, de l'espèce

écailleuse, qui lui fut communiquée par sa mère qui en était elle-même affectée quand elle la nourrit. Pendant le temps qui précéda l'époque de la menstruation, l'éruption resta à peu près au même degré; mais à cette époque elle redoubla d'intensité, circonstance contraire à la marche ordinaire de la maladie, que l'apparition des règles fait souvent disparaître sans les secours de la médecine. Sa santé générale ne parut cependant en ressentir aucune atteinte. Mariée à vingt ans, elle devint mère à plusieurs reprises, sans que ses grossesses ou ses couches présentassent rien d'important, si ce n'est l'apparence d'une petite tumeur ovoïde sur la partie droite du sacrum, due, suivant son rapport, à un effort. A sa cinquième couche, qui eut lieu il y a six ans, cette tumeur, jusqu'alors indolente, acquit bientôt un développement considérable, et enfin forma un abcès d'une dimension énorme. M. Lacase donna des soins à la malade dans cette circonstance, fit l'ouverture de l'abcès et les pansements convenables, pendant plusieurs mois que dura la suppuration. Elle se rétablit enfin, mais la maladie herpétique n'avait fait qu'augmenter.

Au mois de juin 1820, époque à laquelle elle se présenta chez moi, les mains, les avant-bras et partie du bras, les jambes, les cuisses étaient couverts de larges plaques écailleuses, accompagnées d'une suppuration abondante et de démangeaisons qui depuis long-temps la privaient de tout sommeil. Avant de commencer son traitement, MM. les docteurs Bourdois et Lerminier, avec qui je m'étais souvent entretenu de mon procédé, ayant témoigné un grand désir de voir une observation dans son commencement, ses progrès et sa guérison, je leur envoyai la malade qui, après leur avoir fait connaître son état, commença de suite par deux applications qui recouvrirent les avant-bras jusqu'au-dessus de la saignée. A une enflure considérable de quelques jours succéda une suppuration énorme. Au bout d'un mois d'applications renouvelées tous les dix jours, l'état d'amélioration des bras permit de s'occuper des cuisses pour lesquelles on suivit le même procédé avec les mêmes symptômes et le même résultat.

Au bout de trois mois de traitement, la santé de la malade avait éprouvé une amélioration considérable; son teint s'était éclairci, son appétit surtout était devenu extrême, la menstruation fut plus abondante qu'à l'ordinaire, et ses époques plus rapprochées. Près de neuf mois se sont écoulés depuis sa guérison, et le printemps même est arrivé sans aucune rechute. D'après mon invitation, elle s'est de nouveau présentée

chez les médecins dont j'ai parlé, pour leur mon-
trer l'état présent des parties jadis si malades, et
qui sont parfaitement saines, sans laisser apercevoir la moindre marque, chose vraiment étonnante après une telle suppuration. Sa fille, âgée
de cinq ans, attaquée de la même maladie, mais
à la tête, sous la forme d'une teigne, a été guérie complétement, en deux mois, par le même
procédé que sa mère.

D'après les circonstances ci-dessus détaillées,
cette affection ayant été transmise de la mère à
la fille, et également de la seconde mère à son
enfant, on avait tout lieu de craindre une rechute, puisque la maladie pouvait être regardée,
et était en effet constitutionnelle et héréditaire;
cependant dans ces deux cas la guérison a été
permanente, et le changement répété de saisons
n'a été suivi d'aucun accident.

Troisième Observation.

M. Godajer, demeurant rue du Roi de Sicile,
n° 31, âgé de trente-quatre ans, d'un tempérament bilieux, était affecté depuis quinze ans
d'une éruption herpétique de l'espèce écailleuse.
L'épiderme en avait contracté une roideur et
un épaississement considérables; la desquama-
tion était abondante; les démangeaisons ordi-

naires accompagnaient cette maladie qui s'était surtout portée sur le scrotum et le périné, où le prurit était si insupportable, que le malade ne pouvait s'empêcher de se mettre la partie en sang. Il est un des malades qui, après avoir épuisé tous les secours que procure l'hospice Saint-Louis, en était sorti sans aucun soulagement.

Le 4 mai 1818 il réclama mes soins; le scrotum et le périné furent de suite recouverts d'une application, ainsi que la partie interne des cuisses. Quinze jours après, une autre application fut faite sur le dos, sans pour cela discontinuer celles qui avaient été faites d'abord. Le premier soulagement qu'éprouva le malade, fut une cessation totale de ces cruelles démangeaisons; après six semaines d'un renouvellement convenable des applications, non seulement il fut guéri de la maladie que j'ai décrite, mais même d'un lumbago dont il avait éprouvé des attaques si violentes, qu'il avait été obligé de se faire admettre dans les hospices, vu que l'impossibilité où il s'était trouvé de travailler de son état l'avait réduit à cette extrémité.

Quatrième Observation.

Je vais être moi-même le sujet de cette observation; on doit facilement s'imaginer le soin que j'ai mis à chercher les moyens de me débarrasser d'une affection qui, sans être de l'espèce la plus grave, me causait un malaise considérable pour le présent, et beaucoup d'inquiétude pour l'avenir. Né d'un tempérament bilieux et sanguin, j'avais à peu près dix ans quand j'aperçus au coude une éruption écailleuse sèche. Comme elle n'était ni gênante ni accompagnée de démangeaison, je m'occupai fort peu de la guérir.

En 1790 je quittai la France pour aller habiter une ville maritime d'Irlande. Je ne sais si c'est au poisson dont on fait une grande consommation, ou à l'air de la mer que j'en dois attribuer la cause, mais il se développa sur les avant-bras et les cuisses une éruption de l'espèce écailleuse qui les recouvrait d'écailles circulaires, sèches, et épaisses sans suintement, mais accompagnées de démangeaison, et que le moindre frottement détachait en abondance. Sur l'avis d'un médecin de la ville, je pris quelques pilules dépuratives ; mais sitôt que la belle saison fut arrivée, je pris pendant deux ou trois mois des bains de mer, dont j'obtins les plus grands avantages. L'éruption me laissa à peu près tranquille jusqu'en 1797, époque à laquelle je me rendis à l'université d'Édimbourg, et où le froid rigoureux développa de nouveau, sur les bras seulement la maladie dont j'avais d'abord été attaqué en Irlande. Soup-

çonnant que l'inertie de l'épiderme pouvait contribuer beaucoup à cet accident, je résolus de
prendre des gilets de flanelle, espérant que la
chaleur de la laine et la friction exercée par son
tissu, ranimeraient les fonctions du système dermoïde. Mon espoir ne fut pas trompé, car au bout
de dix ou douze jours, sans aucun autre moyen,
l'éruption disparut entièrement.

La prédisposition dartreuse ne laissa pas cependant de se manifester toujours par un épiderme porté naturellement à tomber en écailles
furfurescentes, et par l'apparition passagère de
quelques taches, tantôt sur une partie, tantôt sur
une autre, mais trop légères pour recourir aux
secours de la médecine.

Cependant en 1806 il s'en manifesta une assez
large sur la partie inférieure et externe de la
jambe gauche. Deux ans après, une autre, de trois
à quatre pouces de diamètre, se manifesta à la
partie supérieure et interne de chaque cuisse,
accompagnée d'une telle démangeaison qu'il fallut
enfin m'occuper de ma propre guérison. J'eus
recours aux bains de Barèges, dont je retirai beaucoup de soulagement ; mais dans l'*interim* je
découvris une nouvelle éruption à la partie posté-
rieure du col, depuis la racine des cheveux jusqu'à la première vertèbre dorsale. Le frottement
du col de la chemise, la démangeaison insuppor-

table qu'occasionnait la chaleur, me firent beaucoup souffrir. J'eus recours à toutes les lotions indiquées dans ce cas, mais sans un résultat satisfaisant.

Du moment que je fus en possession du nouveau mode de traitement, je me félicitai d'avoir une occasion d'en pouvoir faire les épreuves sur moi-même; voulant éviter la répétition de détails inutiles, je me contenterai de dire qu'après deux mois au plus d'applications couvenables, je fus parfaitement guéri et sans aucune espèce de douleur. En effet, la guérison s'opéra par une simple exfoliation, marche ordinaire du remède dans les dartres écailleuses furfuracées. La seule remarque que j'eus à faire est celle du calme inexprimable dont on jouit sitôt que le remède, en couvrant la partie malade, fait cesser cette démangeaison agaçante qui influe même sur le moral, d'une manière qui ne peut être appréciée que par ceux qui en ont éprouvé les tourments.

Cinquième Observation.

Madame B., de Saint-Germain-en-Laye, d'un tempérament bilieux, après avoir joui d'une bonne santé jusqu'à quarante-quatre ans, fut à cette époque attaquée de pertes considérables qui reparurent à plusieurs récidives, et furent suivies d'une cessation entière de l'évacuation menstruelle.

Peu de temps après cet accident, elle s'aperçut que sa tête était couverte d'une éruption écailleuse sèche, qui du cuir chevelu gagna graduellement les oreilles, enfin la figure. L'éruption ne s'arrêta pas là ; mais faisant tous les jours de nouveaux progrès, au bout d'un an elle recouvrait tout le corps. Rien ne peut rendre l'état de souffrance où se trouva la malade. Les démangeaisons insupportables, jointes à l'aspect hideux que présentaient une figure et des oreilles tuméfiées par le virus herpétique, lui faisaient un fardeau de son existence.

Dès la première invasion de la maladie elle avait réclamé les secours de la médecine, mais sans en tirer aucun soulagement. Elle se présenta à moi ; j'avoue que la gravité du cas m'effraya moi-même : j'hésitai long-temps à l'entreprendre. Cependant les sollicitations de la malade, son désespoir, sa souffrance, sa résignation à supporter toutes les fatigues d'un traitement long et pénible quand il faut opérer sur tant de surfaces, me décidèrent enfin à lui donner des soins, en la prévenant toutefois qu'il ne fallait pas se flatter d'une guérison radicale. Son état déplorable l'ayant fait passer par-dessus toutes ces considérations, je procédai par une application sur le dos, ensuite successivement sur les bras, les cuisses, les jambes, la tête enfin, qui fut rasée.

On peut s'imaginer ce qu'elle eut à souffrir, quand de ces diverses parties tuméfiées par l'éruption qui voulait sortir, il s'établit un suintement énorme. L'amélioration progressive de son état soutint heureusement son courage. Six mois furent employés à ce traitement; au bout de ce terme, les parties jadis malades offrirent une apparence de santé parfaite. Je ne flattai pas cependant la malade d'un succès assez complet pour pouvoir s'en fier à la permanence de cet état. Je la prévins, au contraire, qu'à chaque printemps elle éprouverait quelques légères atteintes de son ancienne maladie. La seule consolation que je pus lui offrir, fut de lui garantir qu'elle s'en rendrait toujours tellement maîtresse, en ayant de suite recours à quelques applications, que jamais elle ne retomberait dans son ancien état. Je lui promis même que chaque année qui l'éloignerait de l'époque critique où l'éruption s'était d'abord manifestée, apporterait une diminution dans ces accidents. Jusqu'à présent, c'est-à-dire, six ans après son traitement, l'événement a justifié ma promesse. Elle jouit d'ailleurs d'une santé meilleure que jamais, et malgré ces petits inconvénients, elle n'en est pas moins prompte, dans toutes les occasions, à exprimer sa reconnaissance pour un résultat aussi satisfaisant pour elle.

Sixième Observation.

M. Cardinet, demeurant rue du Faubourg Saint Martin, n° 47, âgé de cinquante-trois ans, d'un tempérament bilieux sanguin, fut à l'âge de vingt ans, c'est-à-dire il y a trente-trois ans, attaqué d'une maladie dartreuse, de l'espèce écailleuse humide ; elle occupait toute la jambe droite, depuis les doigts du pied jusqu'au-dessus du genou ; et la partie externe de la cuisse gauche, depuis le genou jusqu'au trochanter. L'épaisseur de ces écailles, leur décoloration, le suintement perpétuel d'une sanie sanguinolente rendaient ces parties semblables à un tronc d'arbre qui, long-temps macéré dans l'eau, serait ensuite exposé à l'air et au soleil, et qui, en se fendillant, offrirait une écorce écailleuse et à demi pourrie. Les démangeaisons et les cuissons auxquelles le malade était en proie, l'avaient, depuis maintes années, privé des douceurs du sommeil, et il passait la plus grande partie des nuits à se promener dans sa chambre.

Cette affection, toute grave qu'elle était, ne parut pas influer sur son état général de santé. Il profita avec empressement de toutes les ressources qu'offre la capitale, en réunissant dans son sein une si grande foule de talents en tout genre. Tous les moyens de guérison furent tentés ; les essais les plus multipliés furent faits. La maladie résista à tout ; le malade ne retira pas même un soulagement passager à sa cruelle position. A l'époque où je publiai mon ouvrage, il en fit l'acquisition. Saisissant avec ardeur la moindre lueur d'espérance qu'il paraissait lui offrir, il s'adressa à moi pour suivre mon traitement. Je fus même surpris de la promptitude avec laquelle il m'accorda une confiance si souvent trompée dans son attente.

Instruit qu'il avait pour médecin ordinaire M. le docteur Fourcadel, rue Meslée, n° 35, je priai mon malade de l'instruire du traitement qu'il était sur le point de commencer, afin de lui faire part du résultat par la suite. C'est ce qu'il fit, ainsi que je l'appris moi-même du docteur avec lequel je me trouvai quelque temps après.

Les applications furent faites d'abord sur la jambe malade et sur toute l'étendue du mal. Ce fut vraiment une chose effrayante de voir un effet aussi prompt et aussi violent. Il s'établit de suite un écoulement prodigieux de matière sanguinolente, qui demanda des pansements fréquents, qui s'opéra cependant sans douleur. Le malade, au contraire, commença à jouir de son sommeil accoutumé. Il ne fut pas même obligé de garder le lit. Ces grands effets s'étant calmés au bout de six jours, il reprit ses exercices accoutumés ; les pansements devenus moins fréquents permirent de s'occuper de la cuisse qui, au bout d'un mois du commencement du traitement, fut recouverte comme la jambe l'avait été, sans cependant discontinuer les pansements de cette partie. Après une suppuration encore plus abondante qu'à la jambe, la marche de la guérison fut la même ; au bout de deux mois, les pansements ne furent plus renouvelés que tous les quinze jours, et même trois semaines. Le malade fit alors plusieurs voyages assez éloignés, sans le plus petit inconvénient. Il maigrit un peu, mais il s'en consola facilement, car sa figure un peu enluminée, reprit un teint naturel. Au bout de quatre mois, la guérison fut complète sans laisser la plus petite marque. La santé générale du malade fut plutôt améliorée qu'autrement. Il s'empressa de communiquer ce résultat du traitement à M. le docteur Fourcadel, qui n'écoutant que son intérêt pour lui, l'en félicita aussi sincèrement que s'il eût été l'auteur d'un succès aussi surprenant.

***

Septième Observation.

M. Simon, âgé de vingt-quatre ans, demeurant rue Grenier-Saint-Lazare, n° 16, d'un tempérament bilieux lymphatique, fut, dès son enfance, sujet à une éruption écailleuse sèche. Cet état, quoique désagréable, n'étant pas d'une nature à le déranger dans ses occupations, il ne fit rien ou peu de chose pour s'en débarrasser. Cependant la maladie acquit tous les ans plus d'importance. Enfin, en 1821, elle était arrivée à un degré d'intensité tel que son aspect effrayant le contraignit de renoncer à son état, de se séquestrer de la société, et de ne sortir que le soir et ne fréquenter que des endroits isolés. Dans cet état il réclama mes soins; la maladie occupait toute la figure, depuis la racine des cheveux jusqu'à la jonction du cou avec la poitrine; les couches amoncelées de ces écailles, entremêlées de barbe qu'il était obligé de laisser pousser, en faisaient un monstre dont l'aspect était capable d'inspirer le dégoût et l'effroi.

Ses deux mains et ses deux avant-bras étaient en outre affectés de la même éruption au plus haut degré d'intensité, depuis la racine des ongles jusqu'au pli du bras. On ne peut rendre ses souffrances, son désespoir de se trouver ainsi banni du sein de la société, réduit à la nécessité de tenir de l'humanité de sa famille une existence que lui procurait autrefois son travail. L'ancienneté, ou plutôt la coexistence de sa maladie me fit entrevoir beaucoup de difficultés dans son traitement; je le prévins même de la possibilité de quelques rechutes , mais je lui promis qu'elles ne seraient pas graves et passagères. Résigné à tout pour sortir de cet état déplorable , il commença son traitement au mois de septembre dernier 1821 , par des applications sur la figure , et un pansement méthodique des mains. Les progrès de la guérison furent rapides ; au bout d'un mois et demi la figure était dans un état sain ; il voulut essayer la permanence de la guérison que je lui déclarai n'être pas achevée , malgré les apparences rassurantes de la peau. Au bout de quelque temps, comme je l'avais annoncé, quelques écailles légères donnèrent l'éveil , et de suite les applications furent faites, mais moins étendues que dans le commencement ; le résultat fut des plus satisfaisant. Après une semaine ou deux, la peau offrit un aspect sain , sans la plus petite marque, et est restée toujours de même jusqu'à ce moment. La guérison des mains éprouva plus de lenteur ; le malade fut quelque temps obligé de mettre des petites applications partielles sur les parties qui semblaient tendre à se gercer. Son état peut aussi contribuer à le rendre sujet à ces petits accidents qui sont si peu importants, qu'il n'en regarde pas moins sa guérison comme miraculeuse, et vient souvent m'en exprimer une reconnaissance bien sincère. Pendant tout le traitement, quoique les applications furent assez multipliées , sa santé générale n'éprouva aucune espèce de dérangement.

————

OBSERVATIONS RELATIVES A LA DARTRE PUSTULEUSE.

Première Observation.

M. B., âgé de trente-six ans, d'un tempérament bilieux sanguin, fut, il y a deux ans, attaqué d'un érysipèle ; son médecin, cédant aux instances déplacées que lui fit le malade, de le débarrasser promptement de cette indisposition, ne donna peut-être pas tout le temps nécessaire à l'éruption pour sortir, et en troubla la marche par un purgatif donné trop tôt. Ce qu'il y a de certain, c'est que, dès ce moment, M. B. éprouva une foule de symptômes désagréables, tels qu'un manque d'appétit, un accablement général, un sommeil troublé, enfin un malaise qu'il ne pouvait rapporter à aucune cause particulière. De temps en temps il se manifestait de gros boutons sur diverses parties du corps; mais cet effort impuissant lui donnait une douleur locale, sans aucun soulagement. Après avoir supporté près d'un an cet état, qui ne faisait qu'empirer tous les jours, il réclama mes soins. Je ne doutai pas que l'éruption imparfaite de l'érysipèle ne fût la cause de tout ce qu'il éprouvait, et qu'en le rappelant à la surface, le rétablissement ne fût prompt et certain. J'employai les applications, d'abord sur le dos, où il se fit une éruption pustuleuse considérable, et ensuite sur les parties où l'éruption critique en indiquait l'usage. Du moment de l'éruption, cessation complète de tous les symptômes déjà mentionnés, rétablissement rapide des forces, de l'appétit, du sommeil; enfin sa santé devint aussi bonne qu'elle avait jamais été, et est encore de même au moment où j'écris. Le traitement ne lui causa pas le plus petit dérangement dans les occupations attachées à son commerce.

———

Deuxième Observation.

Madame C...., âgée de trente-six ans, d'un tempérament bilieux, se présenta à moi en 1818 pour réclamer mes soins. Elle était depuis plusieurs années affectée d'une éruption dartreuse de l'espèce ci-dessus désignée ; située sur la partie externe des avant-bras, depuis le coude jusqu'à l'origine des phalanges des doigts, qui n'en étaient pas tout-à-fait exempts. Elle avait aussi en outre, dans l'intérieur du nez, une espèce d'ulcère dartreux que M. Alibert, qui lui avait d'abord donné des soins, avait représenté comme d'une nature très pernicieuse, et sur lequel il avait même appliqué la pierre infernale. La douleur qu'elle avait éprouvée, le peu de progrès que faisait la guérison de ses bras, la décidèrent à tenter mon moyen. Je lui fis un pansement méthodique sur les parties affectées, en lui recommandant de le renouveler elle-même.

Quatre ou cinq jours s'étaient à peine écoulés, quand je la vis entrer avec une figure un peu déconcertée. Elle me montra ses bras, alors très enflés et douloureux ; je la rassurai bientôt en lui annonçant qu'avant deux jours un suintement considérable la débarrasserait et de la douleur et de l'enflure. En effet, étant revenue huit ou dix jours après, tout était calmé, et la guérison faisait des progrès rapides. Sur ma recommandation, elle se proposait de ne pas s'en tenir aux applications faites sur les bras, mais d'en faire également ment sur le dos pour attaquer avec succès le principe herpétique fixé à l'intérieur du nez. Après six semaines de traitement, non seulement la guérison des bras et des mains fut complète, mais même celle du nez, succès dont je n'aurais osé me flatter moi-même. En cas que l'affection du nez reparût, elle était bien décidée à en venir aux moyens que je lui avais proposés. Mais sa guérison a été complète et permanente, et par

conséquent elle en est restée au premier traitement.

———

Troisième Observation.

Mademoiselle L. C., cuisinière, âgée de vingt-
trois ans, d'un tempérament bilieux sanguin,
jouit d'une parfaite santé à la campagne, où
elle passa sa première jeunesse. Elle se rappelle
cependant d'avoir remarqué, à l'âge de seize
ou dix-sept ans, une petite éruption dartreuse
à la partie interne de la cuisse droite, mais sans
suites fâcheuses. Étant venue s'établir à Paris, le
changement d'air ou la nature de ses occupations
déterminèrent sur les avant-bras et les mains une
éruption exactement semblable à celle qui a été le
sujet de l'observation précédente. Elle réclama
les secours administrés à Saint-Louis, se soumit
à tout ce qu'on jugea à propos de tenter pour sa
guérison, tels que vésicatoires, applications caustiques, bains, etc.

Elle vint à moi en 1819, encore pleine du
ressentiment le plus vif de toutes ces tentatives
infructueuses, prévenue contre tous les moyens
qu'on pourrait lui proposer. Je ne fis que rire
de son dépit contre les médecins, que j'attri-
buais au souvenir encore récent de ses souffrances. Je lui assurai que par des moyens moins

douloureux, j'obtiendrais sûrement un résultat plus satisfaisant. Il y avait déjà quelque temps que la dame qui a été le sujet de l'observation précédente, avait été guérie. Je lui communiquai son adresse. Elle se rendit chez elle; mais, en voyant ses mains, il fut difficile de la convaincre qu'elles avaient été même plus malades que les siennes. D'après les assurances que lui donna cette dame, qui eut la bonté d'entrer même dans des détails sur tout ce qu'elle avait éprouvé, elle revint à moi convertie à une confiance difficile à établir, en proportion des essais infructueux que l'on peut avoir faits. L'observation étant presque entièrement conforme à la précédente, le résultat en fut exactement le même, c'est-à-dire, les deux bras furent complétement guéris ainsi que les mains, et la santé générale éprouva une amélioration frappante.

<hr>

Quatrième Observation.

M. de P., âgé de trente-cinq ans, d'un tempérament sanguin lymphatique, fut, dès l'âge de sept ans, attaqué d'une affection dartreuse aux deux jarrets. A onze ans, elle disparut par les seuls efforts de la nature. A vingt ans, la maladie se manifesta avec la plus grande violence sur les deux mains. Les démangeaisons cruelles et la

suppuration continuelle et abondante de ces parties furent pour lui la source d'une souffrance et
d'une gêne qui ne peuvent se rendre. La maladie se fixa sur ces parties d'une manière permanente, avec quelques intervalles de mieux, pendant les chaleurs de l'été. Le malade était en outre
sujet à des étouffements dans lesquels il remarqua, dans son augmentation ou sa diminution,
une correspondance exacte à la sortie ou la ren-
trée de l'éruption. Sa position lui en donnant
toutes les facilités, il s'adressa aux praticiens les
plus distingués, se soumit avec docilité à toute
espèce de traitement ; mais comme pour tant
d'autres, tous les moyens tentés furent sans succès.
A la publication de la première édition de mon
ouvrage il s'adressa à moi. Découragé par tout ce
qui avait précédé, il n'osait porter ses préten-
tions à une guérison parfaite. Un soulagement
réel bornait son attente et ses vœux. Je lui promis même au-delà de ce qu'il espérait, c'est-
à-dire une guérison complète. Je l'avertis cependant qu'il ne fallait pas qu'il s'étonnât de quelques
rechutes passagères dont les époques s'éloigne-
raient graduellement, et dont les effets seraient
facilement arrêtés par une attention scrupuleuse
à prévenir le développement de la maladie, en
ayant recours à une légère application sur la partie où elle voudrait reparaître. Après une suppu-

ration considérable des mains, un renouvellement entier de leur peau, en trois mois de temps
la guérison a été complète. Les étouffements ont
disparu ; la santé générale du sujet, qui est naturellement délicat, a éprouvé une amélioration
visible. Le grand nombre de malades que j'ai eu
à traiter pour cette espèce d'affection, me la fait
regarder comme la plus opiniâtre et la plus sujette
à des rechutes. Les fonctions que les mains ont
à remplir dans tant de circonstances, deviennent
une cause excitante dont on peut facilement se
rendre compte ; aussi cette maladie est-elle commune surtout dans la classe domestique, où tout
semble tendre à la reproduire et à détruire ou
diminuer l'effet de tous les moyens les plus
appropriés.

Cinquième Observation.

M. H., âgé de quarante-cinq ans, fut, il y
a environ huit ans, affecté d'une éruption pustuleuse qui, cernant d'abord l'anus, se prolongea
graduellement vers le raphé, les bourses, qui furent
bientôt entièrement intéressées dans cette désespérante affection. Il éprouva aussi depuis cette
époque des maux de reins très opiniâtres ; sa santé
générale ne parut pas souffrir de cette maladie.
Cependant les insomnies que lui occasionnaient

les démangeaisons cruelles que rien ne pouvait calmer , lui causaient une irritation générale qui rendait sa position des plus tristes. On peut aisément s'imaginer qu'il essaya de tout, mais sans succès : le plus qu'il obtint jamais fut un soulagement momentané.

Il s'adressa à moi au printemps dernier ; j'entrevis de grandes difficultés dans l'application du remède sur des endroits semblables. J'imaginai cependant un appareil convenable ; déterminé à guérir il se résigna à tout. En quelques jours de temps les démangeaisons furent calmées , la guérison fit des progrès rapides, et fut complète en deux mois de temps. Je lui conseillai cependant d'avoir de temps en temps recours à quelques applications partielles s'il ressentait la moindre démangeaison , car quelquefois la maladie veut reparaître, mais elle cède bien vite au moyen prescrit. Cette espèce d'affection dans ces parties est extraordinairement commune, gênante , et non des moins rebelles. Cependant avec de la persévérance on en vient à bout ; l'état de cocher , en échauffant constamment le siége de la maladie, est une des causes qui contribuent surtout à son opiniâtreté et aux récidives.

<hr>

OBSERVATIONS RELATIVES A LA DARTRE VÉSICULAIRE.

Première Observation.

Madame la comtesse de ***, âgée de cinquante-cinq ans, d'un tempérament bilieux sanguin, et d'une constitution délicate et irritable, fut, à l'époque de la puberté, et à celle où elle devint mère, attaquée d'une éruption dartreuse qui occupait toute la poitrine. Cependant l'établissement des règles, et les diverses sécrétions, suites des couches, la firent disparaître à peu près entièrement. Néanmoins la présence du virus herpétique ne laissa pas de se manifester par une foule d'accidents, tels qu'érysipèles fréquents, flueurs blanches. A cinquante ans, la perte d'une parente chérie ébranla tellement son moral, qu'il lui survint un tremblement nerveux et une contraction spasmodique dans tout le côté droit.

En février 1819, cette dame fut saisie d'une fièvre bilieuse ; la faiblesse et l'irritabilité du sujet, en bannissant tout moyen énergique, prolongèrent cette maladie à peu près à six semaines. M. le docteur Bougon avait jusqu'alors donné à la malade des soins que nous continuâmes de lui donner de concert. La maladie était sur son déclin, et la convalescence très prochaine. Le seul

symptôme alarmant était la faiblesse extrême de
l'estomac que quelques cuillerées à café de bouil-
lon coupé surchargeaient. C'est sur ces entrefaites
que j'observai une efflorescence érysipélateuse sur
la poitrine et sur le cou. Je lui proposai de suite
l'usage d'une application proportionnée à ses
forces, lui promettant de déterminer à la surface
le vice herpétique sur l'existence duquel je n'a-
vais plus de doute, et auquel on était fondé de
rapporter les accidents présents. Ma proposition
ayant été goûtée de la malade, et approuvée de
M. Bougon, nous ne mîmes dans son exécution
que le délai nécessaire aux forces pour se refaire
un peu. Cependant ce délai ne fut pas long, à
cause de la persuasion où nous étions que la rétropulsion du virus herpétique pouvait beaucoup
influer sur l'état de l'estomac. L'événement justifia pleinement notre jugement, car au bout de
quelques jours de l'application d'un emplâtre
pas plus grand qu'une pièce de six francs, l'estomac recouvra ses fonctions. L'effet local de
l'application fut l'épaississement, ensuite l'exfoliation de l'épiderme avec les démangeaisons ordinaires, ensuite dessication. Encouragés par ce
premier succès, nous fîmes une seconde application à la partie supérieure gauche de la poitrine.
Quelques jours après il se manifesta une foule
d'élévations sur toutes les parties du corps. Des

applications successives ne firent que développer et entretenir cette éruption, qui prit le caractère d'une dartre érithmoïde, et qui, fidèle à la marche de cette maladie, changea de place, parut s'éteindre pour reparaître tout à coup avec plus d'intensité que jamais. Suivant que cette éruption se portait à la surface, ou rentrait dans le système, la santé de la malade était bonne ou mauvaise: Sept ou huit semaines se passèrent dans ces changemens ; au bout de ce terme, l'éruption s'amortit graduellement, et finit par s'éteindre. Depuis, la malade a joui d'une santé aussi bonne que le lui permettaient d'espérer une constitution naturellement frêle, et beaucoup d'affections morales du genre le plus pénible à supporter.

Deuxième Observation.

Madame R***, âgée de trente-deux ans, d'un tempérament bilieux sanguin, jouit pendant toute sa jeunesse d'une santé parfaite. Ayant eu trois enfants, ses grossesses furent extrêmement orageuses par suite des vomissements qui, du moment qu'elle était enceinte, ne la quittaient qu'à ses couches, qui furent cependant très heureuses et suivies d'un prompt rétablissement ; cependant elles offrirent cette singularité , que dans aucune d'elles il ne se manifesta aucune fièvre de lait. Au reste , la santé de la malade ne parut aucunement souffrir de cette marche irrégulière.

Néanmoins , il y a six ans , elle commença à éprouver de légères démangeaisons dans tout le corps ; quelques boutons se manifestèrent de temps en temps ; chaque année vit augmenter ces accidents. Son teint , naturellement frais , se recouvrit par degrés d'une espèce de croûte sale , les cuisses furent parsemées de taches cuivrées ; les démangeaisons allaient toujours en augmentant , surtout quand le grand air ou le soleil semblaient provoquer la sortie d'une éruption concentrée ; sa santé générale n'avait pas été non plus sans dépérir d'une manière très sensible.

Après avoir essayé à peu près de tout , elle vint réclamer mes soins. Lui ayant expliqué la nature du traitement , je lui communiquai l'adresse de plusieurs malades que j'avais traités , pour confirmer la confiance qu'elle était déjà très disposée à m'accorder. Je procédai à son traitement par une application assez modérée dans le dos , en la prévenant de la manière d'agir ordinaire du remède : rien ne fut capable d'ébranler sa résolution , tant était grand son désir pour sa guérison. L'effet fut d'une promptitude à me surprendre moi-même , car dès le quatrième jour cette éruption long-temps retenue , se porta à la peau avec une violence extraordinaire. Une grande agitation , et cette espèce d'embrasement général qui annonce et précède l'éruption des exanthêmes , répandirent une agitation considérable dans tout le système ; il se manifesta bientôt sur le corps une infinité de plaques rouges, comme des morsures de punaises , et de larges vésicules accompagnées d'une violente démangeaison. Le dos lui-même devint le siége d'un suintement étonnant. Il s'établit aussi une sueur universelle et abondante, au point d'inonder la malade , qui déclarait n'avoir jamais pu transpirer de sa vie.

Cette marche subite et violente étonna un peu la malade sans ébranler son courage, que je soutenais d'ailleurs , en l'assurant que sa guérison serait d'autant plus certaine , que les effets étaient plus prompts, et que ces accidents , nullement dangereux d'ailleurs , se dissiperaient bientôt. Au reste, l'appétit fut toujours bon , le sommeil passable , quoique quelquefois interrompu par les démangeaisons. Outre l'application du dos , les parties affectées furent pansées convenablement et autant de fois que le suintement le rendit nécessaire. Après trois semaines de traitement à peu près, l'agitation nerveuse me détermina à supprimer toutes les applications, et à recommander les bains qui rétablirent le calme , et ne

firent que favoriser l'éruption qui, une fois dé-
terminée à la surface, ne cessa de s'y porter. Je
recommandai alors les bains de vapeurs pour acti-
ver la sortie du vice herpétique, que la brièveté
du temps qu'elle avait gardé les applications n'a-
vait pu entièrement subjuguer. Les deux premiers
bains parurent procurer beaucoup de soulagement ; mais le troisième provoquant une nouvelle
éruption et des démangeaisons violentes, la malade perdit toute patience, paraissait même vouloir attribuer cette éruption à l'emploi du remède,
quoiqu'elle l'eût interrompu depuis plus de six
semaines, témoigna le désir de consulter d'autres
médecins.

Mes derniers avis se bornèrent à lui recommander la persévérance dans les bains de son.
Elle a suivi ce conseil, et en a retiré le plus grand
avantage. J'ai été plus fâché que surpris d'une
impatience trop motivée par la marche extraordinaire de cette espèce d'éruption vraiment désespérante dans ses effets. J'en ai eu une nouvelle
preuve dernièrement, dans l'observation que m'a
communiquée elle-même une dame qui, pendant
trois années entières, l'a éprouvée dans un degré
d'intensité tout-à-fait sans exemple. Pour en donner une idée, il suffit de dire que malgré les soins
les plus multipliés et dirigés pendant ce temps
par M. Dubois, les ravages de la maladie furent

si affreux , que tout le corps se dépouilla à plusieurs reprises de son épiderme , et que les ongles furent emportés dans ce désordre général.
Quoique guérie de l'éruption, la malade n'en est
pas moins encore sujette à des maux de tête affreux,
et à des rechutes partielles. Cette observation ne
paraît pas précisément appartenir à mon sujet,
puisque la malade n'a pas suivi mon traitement ;
mais d'après sa gravité, ce cas m'a paru digne
d'être cité.

OBSERVATIONS RELATIVES A LA DARTRE TUBERCULEUSE.

Première Observation.

Madame M....., âgée de trente ans, d'un tempérament bilieux sanguin, fut, dès sa plus tendre
enfance, attaquée d'une éruption dartreuse de
l'espèce écailleuse, qui se manifesta et se borna
au cuir chevelu : elle attribue cette maladie au
mauvais lait de sa nourrice. Sa santé générale
ne parut en aucune manière souffrir de cet accident. L'époque de la menstruation vint et s'établit parfaitement sans occasionner le moindre
changement dans la marche de la maladie, qui
fut combattue par tous les moyens ordinaires,
mais sans un succès complet. Cependant, à l'âge

de dix-sept ans, la maladie était diminuée au point de ne laisser sur la tête qu'une apparence farineuse et un grand nombre de places sans cheveux. S'étant mariée à vingt ans, elle devint successivement mère de deux enfants, sans que ses couches présentassent rien de remarquable. A vingt-quatre ans, elle fit une fausse couche dont elle eut beaucoup à souffrir, et à la suite de laquelle l'éruption commença à se manifester sur la figure, et y prit le caractère de l'acne-rosacea.

Énumérer tous les moyens de guérison dont elle essaya, serait revenir sur un sujet déjà trop rebattu ; il suffit de dire que rien ne lui réussit. Comme dernière ressource, elle s'adressa à moi. Je vis d'abord une grande difficulté dans son traitement, par suite de l'impossibilité où son commerce la mettait d'adopter les moyens con-venables pour en assurer le succès, c'est-à-dire des applications locales. La malade débuta par des applications aux deux bras, ensuite sur le dos : le soulagement fut prompt et remarquable. Comme le cuir chevelu avait été d'abord le siége de la maladie, je proposai une application long-temps continuée sur cette partie, après l'avoir fait raser ; elle y consentit, et la renouvela trois ou quatre fois. Toutes ces applications ne lui causèrent pas la plus petite gêne, ni le moindre inconvénient ; elle mit aussi, pendant la nuit seulement, des petites mouches de l'application sur les plus gros boutons, pour en accélérer la suppuration ; ce qui lui réussit très bien. Elle fit en outre usage des pastilles dépuratives que je recommande dans l'occasion. Au bout de deux mois de ce traitement un peu relâché, l'état de la figure fut fort amélioré ; cependant il se passa encore quelque temps avant qu'elle fût entièrement libre de toute éruption : néanmoins sa persévérance fut enfin récompensée par un succès que je n'aurais osé lui garantir.

Deuxième Observation.

M. Ménessier, huissier à la cour royale, âgé de quarante-neuf ans, d'un tempérament bilieux sanguin, fut en l'année 1800 attaqué d'une éruption qui se fixa à la figure, et y prit le caractère de la plus mauvaise espèce de l'acnepunctata. Fidèles à la marche de cette éruption, les boutons occupant le front, le nez, les pommettes et le menton, parcouraient leurs périodes régulières d'inflammation, de suppuration et d'incrustation, le tout accompagné d'une rougeur ardente et d'une démangeaison que nulle expression ne peut rendre. On pourra s'en former quelque idée, quand on saura que la souffrance affreuse qu'éprouvait le malade, lui avait fait concevoir plusieurs fois l'affreux projet de terminer ses souffrances avec sa vie; la nuit surtout était le temps, et le lit le lieu de son supplice. Comme il ne pouvait s'empêcher de se mettre la figure en sang, on lui attachait les mains; mais précaution inutile, il se frottait sur le premier meuble qui se présentait, et cherchait à suspendre la démangeaison par la cuisson qui suivait le déchirement de la peau, et cette souffrance, toute aiguë qu'elle était, devenait un soulagement pour lui. Le récit de ses souffrances par lui-même est vraiment capable de glacer d'effroi.

Il consulta un grand nombre de médecins les plus distingués, sans retirer aucun soulagement de tous leurs conseils. En 1806 il réclama mes soins : tout ce que les ouvrages anciens et modernes recommandent, tout ce que la pratique suivie à Saint-Louis adopte, fut employé pendant trois ou quatre mois consécutifs. L'état du malade éprouva une amélioration considérable et voisine d'une guérison complète; mais chaque année qui suivit ce traitement, son effet parut s'éteindre graduellement, et la maladie reprendre son ancienne intensité. En 1813, elle était presque revenue au même degré où je l'avais trouvée, quand le malade réclama de nouveau mes soins. Le nouveau mode de traitement lui fut proposé; il l'accepta sur-le-champ. La première application fut faite sur la figure : dès ce moment, cessation de toute démangeaison, par conséquent, sommeil de cinq heures la première nuit, chose qui était bien nouvelle pour lui, car depuis long-temps il ne connaissait plus de repos; les nuits suivantes, le sommeil fut tout-à-fait naturel, et n'a cessé depuis d'être tel.

Il s'établit de suite sur la figure une suppuration énorme qui, pendant plusieurs jours, nécessita un renouvellement fréquent des applications. Quinze jours après le commencement du traitement, une autre application fut faite sur le dos, sans nul effet apparent. Au bout d'un mois, suivant la promesse qui lui en avait été faite, le masque fut ôté, et la figure offrit une peau pâle et maigrie en quelque sorte par l'affaissement de toutes les parties tuméfiées, mais souple et parfaitement saine. Quelques lotions astringentes, en raffermissant le tissu de la peau un peu relâché, terminèrent la guérison qui fut complète. Cependant l'application du dos fut continuée pendant plusieurs mois, par précaution contre une rechute que la gravité du cas ne rendait pas improbable : ces craintes, cependant, se sont trouvées sans fondement; car depuis sept ans la santé du malade a été parfaite, à quelques petites indispositions près, tout-à-fait indépendantes de la maladie en question.

____

Troisième Observation.

Mademoiselle Hortense Ricart, de Boulogne, âgée de dix-neuf ans, d'un tempérament bilieux lymphatique, jouit d'une santé parfaite jusqu'à l'âge de douze ans. A cette époque elle fut attaquée d'une éruption dartreuse de l'espèce tuberculeuse, et désignée communément sous le nom de dartre scrophuleuse rongeante. La maladie se manifesta d'abord par un petit bouton sur la joue droite : tout fut tenté pour la faire disparaître, mais sans succès ; les progrès du mal n'en devinrent que plus rapides ; le nez et la joue gauche furent bientôt envahis par l'éruption, qui tantôt présentait une suppuration abondante, et tantôt une desquammation qui se renouvelait sans cesse, le tout accompagné d'une démangeaison insupportable.

Elle eut recours et se soumit avec une constance infatigable aux traitements employés dans l'hospice Saint-Louis pendant dix-huit mois : cent quatre-vingts bains de Barèges, les douches, les lotions usitées furent employés, le tout sans le moindre succès. La malade suivit ensuite, sous la direction de M. le docteur Jadelot, un traitement anti-vénérien porté au plus haut degré de vigueur, autant que je pus deviner par les particularités qui m'en furent communiquées. Loin que la maladie offrît le moindre degré d'amendement, l'aile droite du nez commença à être endommagée par l'application des divers caustiques auxquels on eut recours : tel était l'état dans lequel elle se trouvait au 15 décembre 1818, époque à laquelle elle réclama mes secours.

Pour attaquer la maladie avec une vigueur égale à sa gravité, je lui ordonnai de suite l'application du dos, et son effet fut secondé par un pansement fréquemment renouvelé de la figure sur toutes les parties affectées. Il s'établit de suite, et sans douleur, une suppuration abondante qui fut suivie d'un dégorgement général. La suppuration diminuant par degrés, laissa bientôt apercevoir une nouvelle peau, qui, commençant par quelques points, au milieu de ce désordre épouvantable, recouvrit peu à peu toute la face. Deux mois furent consacrés à ce travail régénérateur, et pendant ce temps la malade, loin d'éprouver ni malaise ni accident, sentit sa santé générale s'améliorer visiblement. Le nez, jadis tuméfié au double de sa dimension, recouvra son état naturel ; la peau des joues, quoique rouge encore, prit une apparence de souplesse et de santé ;

quelques petits moyens accessoires complétèrent sa guérison.

L'importance du cas me fit désirer de conser-ver des relations avec la malade ; en conséquence je la priai de m'informer de tout ce qui pourrait lui arriver d'intéressant. Au printemps qui suivit sa guérison , quelques petits boutons voulurent reparaître ; elle eut de suite recours à quelques petites applications momentanées qui dissipèrent en peu de jours ces accidents, et rendirent le calme à son esprit, que le souvenir de ses anciennes souffrances rend très prompt à s'alarmer. Depuis ce temps il ne s'est présenté rien qui méritât la peine de m'être communiqué, ou qui eût rapport à son ancienne maladie.

Quatrième Observation.

Cette quatrième et dernière observation nous offre encore un exemple du désordre épouvantable que peut occasionner sur la figure l'affreuse espèce de dartre qui nous occupe, je veux dire la dartre scrophuleuse rongeante. Quoique la guérison ne soit pas encore parfaite, l'amélioration du reste de la figure donne l'espoir le mieux fondé que le nez, qui a le plus souffert, et offre en conséquence plus de résistance, finira par se guérir, comme les autres parties.

Mademoiselle Gillet, blanchisseuse de schalls, demeurant rue Saint-Augustin, n° 20, d'un tempérament bilieux lymphatique, jouit pendant sa jeunesse d'une santé parfaite; elle était seulement sujette à des sueurs abondantes à la plante des pieds. A l'âge de vingt ans cette sécrétion s'arrêta par suite d'une exposition fréquente au froid, sur des dalles de pierres nécessaires à son état. Sa santé générale ne parut pas souffrir beaucoup d'un semblable dérangement. Cependant depuis cette époque elle fut sujette à un enchiffrènement considérable, et à ce que l'on appelle vulgairement rhume de cerveau. A vingt-six ans elle ressentit des douleurs vagues dans les articulations, accompagnées d'enflures considérables qui paraissaient tantôt dans un endroit, tantôt dans un autre. Elle fut aussi attaquée de violentes tumeurs hémorroïdales. Elle consulta un grand nombre de médecins. Les bains, les sudorifiques, les frictions mercurielles, les potions, sirops ou pilules, où les préparations de ce minéral entraient à fortes doses, constituèrent à peu près son traitement. Les bains de moutarde furent employés pour rétablir la sueur des pieds, qui, depuis sa cessation, étaient restés gonflés, et extrêmement sensibles; mais le tout inutilement.

Il y a trois ans, à la suite d'un bain chaud, la maladie herpétique commença à se manifester

sur le sourcil gauche par des tubercules qui bientôt envahirent le nez, les pommettes de chaque
côté. Mille nouveaux moyens furent mis en usage ;
les caustiques furent employés à diverses reprises.
Sa maladie justifia pleinement sa dénomination
de *noli me tangere*, car ces diverses tentatives
ne firent qu'en aggraver les symptômes. Elle se
décida enfin à faire une nouvelle tentative, et
s'adressa à moi, non sans peine, car les nombreux essais qu'elle avait faits sans avantage,
avaient beaucoup ébranlé sa confiance aux ressources de la médecine. Plusieurs exemples de
guérisons qui étaient parvenus à sa connaissance
la déterminèrent à tenter ce nouveau moyen.

En juin 1820, une application fut faite sur le
dos et les parties malades pansées méthodique-
ment. Au bout de quinze jours d'applications la
sueur des pieds se rétablit, la marche de la guérison fut rapide pour le sourcil, les pommettes,
dont la peau recouvra bientôt sont teint naturel.
Le nez seul, en raison des ulcères profonds qui
l'avaient labouré en en augmentant la dimension
d'une manière extraordinaire, offrit une longue
résistance. Il fut enfin réduit à sa dimension ordinaire, par suite d'une suppuration abondante,
et tout ce désordre se borna à quelques boutons
dont elle arrêta les progrès par le moyen de
quelques petites applications. Sa santé générale

éprouva aussi une grande amélioration. Des enflures rhumatismales se manifestèrent cependant encore aux jambes, aux bras, surtout aux articulations, et peuvent, avec raison, être rapportées à une diathèse scrophuleuse, et à l'abus des préparations mercurielles. D'après sa déclaration, ces enflures se sont surtout augmentées depuis l'usage qu'elle fit d'un remède empirique. D'après les progrès qu'a faits sa guérison sur les autres parties de la figure, il ne peut y avoir le moindre doute, et elle n'en a pas elle-même, que sa persévérance ne soit récompensée par un succès complet. Le nez, d'après les sécrétions muqueuses qu'y détermine le moindre froid, sera peut-être quelque temps sujet à quelques rechutes passagères, mais dont elle triomphera avec le temps.

Le sujet de cette observation, d'une gravité toute particulière, et heureusement bien moins commune que les autres, a été, depuis l'époque de la publication de la première édition de mon ouvrage, l'objet d'une surveillance toute particulière. Un succès complet, je l'avoue, n'a pas couronné mes efforts ; le nez et quelquefois les lèvres sont sujets à une reproduction partielle de tubercules qui jadis couvraient toute la figure. Je crois pouvoir, avec justice, attribuer la cause de cette opiniâtreté de la maladie, à la nature des occupations de la personne qui, dans une position différente, eût sans doute obtenu une guérison complète.

Cependant, dans un cas aussi désespéré, et entrepris trop tard, la malade n'en jouit pas moins de l'inestimable avantage d'avoir obtenu une guérison radicale de tout le reste de la figure, et de pouvoir, dans ce moment, au moyen de quelques mouches légères appliquées sur le point où cette funeste végétation veut se manifester, arrêter de suite les progrès de la maladie, qui , sans cette ressource, lui aurait inévitablement rongé toute la figure, comme on en peut facilement avoir la preuve dans une foule de victimes de cette affreuse maladie.

CONCLUSION.

Je ne puis terminer cet Essai sans faire quelques remarques sur une réflexion qui se sera sans doute présentée souvent au lecteur, en parcourant les diverses observations destinées à faire connaître l'emploi de mon traitement. Je devine aisément l'espèce de surprise qu'il aura dû éprouver en voyant constamment l'usage des mêmes applications, quelles que soient la nature et l'espèce des affections dartreuses. Je ne puis quitter ce sujet sans détruire l'espèce de prévention et de défaveur que pourrait occasionner une circonstance dont l'apparence spécieuse s'évanouira devant le plus simple raisonnement, et quand on verra que cette uniformité dans l'emploi de ces applications n'est point particulière à cette méthode de traitement. Il est constant que les maladies de la peau offrent dans leurs espèces une variété étonnante. Quelque grande que soit la variété des nuances qu'elles présentent, elles n'en ont pas moins un principe uniformément le même, je veux dire un dérangement quelconque dans le mode de sécrétion du système lymphatique; et tout remède propre à corriger cette première cause morbide dans le système dermoïde, en détruira nécessairement les effets, quels qu'ils soient, et sous quelques modifications qu'ils se présentent.

L'application d'un même remède à une foule d'affections diverses n'est point une chose particulière à ce traitement. Pour s'en convaincre, il ne faut que se rappeler les formes multipliées sous lesquelles se présente la maladie vénérienne. Ne prend-elle pas souvent les apparences d'une ophthalmie, une autre fois d'une phthisie, d'une affection rhumatismale, enfin d'une maladie herpétique? Cependant cette maladie protéiforme n'en cède pas moins au remède héroïque qui seul la combat avec succès. Toutes les fièvres, de quelque espèce qu'elles soient, tous les cas d'ato-

nie, quelle qu'en soit la cause, ne cèdent-ils pas
à la vertu fébrifuge et revivifiante du quinquina ?
et même dans les traitements suivis par les praticiens les plus distingués, les bains ne forment-
ils pas la base du traitement pour toute espèce de
maladie de la peau ; les lotions corrosives ne
sont-elles pas indistinctement employées à peu
près dans tous les cas ? On voit, d'après cela,
que mon procédé n'a rien de singulier, et qu'au
contraire il s'accorde avec les autres, en atta-
quant le principe et la cause du désordre pour
en détruire ensuite les effets.

AVIS A MES LECTEURS.

L'intérêt avec lequel le public a bien voulu
accueillir ma première édition de cet ouvrage est
un garant du succès d'une seconde. Tout en lui
exprimant ma reconnaissance, je ne puis laisser
échapper cette occasion de prévenir un abus qui a
existé lors de sa première publication. C'est la multiplicité des lettres dont j'ai été accablé de toutes
parts, et dont un grand nombre est resté sans
résultat, soit parce que les conditions du traitement n'ont pas convenu, soit parce qu'après un
examen plus réfléchi on a trouvé que la maladie
n'était pas du nombre de celles auxquelles il était
applicable. On sentira facilement que le temps

d'un praticien est sa plus grande richesse ; que l'absorber en écritures infructueuses est un tort que la moindre réflexion empêcherait de commettre. En avertissant mes lecteurs du zèle que je mettrai toujours à répondre à leurs questions, à éclaircir leurs doutes, je les préviens qu'ils devront pour prix de la consultation, indépendamment du prix de l'ouvrage, joindre à leur lettre un bon de 5 fr. franc de port, et payable au bureau de la poste aux lettres à Paris ; faute de remplir cette condition, les lettres resteront sans réponse.

Je crois aussi devoir prévenir mes correspondants d'une circonstance importante à savoir pour eux ; c'est que le traitement est susceptible d'être appliqué à quelque distance que ce soit : la composition du remède étant inaltérable, elle peut être expédiée en tout pays. La convention faite de part et d'autre, je dirige le malade par mes conseils, d'après son rapport ou celui de son médecin. Le pharmacien, dépositaire de ma confiance, expédie, d'après mes ordres, la quantité du remède convenable aux circonstances.

FIN.

TABLE DES MATIÈRES.

FIN DE LA TABLE.

www.ingramcontent.com/pod-product-compliance
Ingram Content Group UK Ltd.
Pitfield, Milton Keynes, MK11 3LW, UK
UKHW020938140726
13695UKWH00003B/1087